AF465273

LES

REMÈDES NATURELS

DE

Mr le Curé Kneipp

PAR

J. FAVRICHON

Pharmacien-Chimiste.

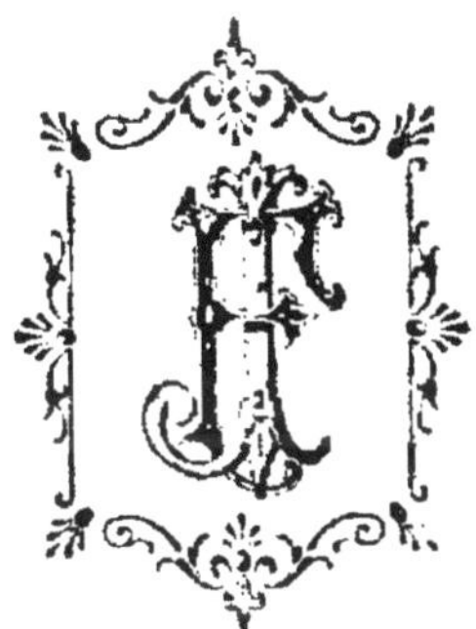

NEUVIÈME ÉDITION

Prix : 1 fr. 20

EN VENTE :

L'AUTEUR, A ST-SYMPHORIEN-DE-LAY (LOIRE)

et chez les principaux Dépositaires

DU COMPTOIR GÉNÉRAL

1896

Te
8

LES

REMÈDES NATURELS

DE M. LE CURÉ KNEIPP

1 18
2
838

8°61798

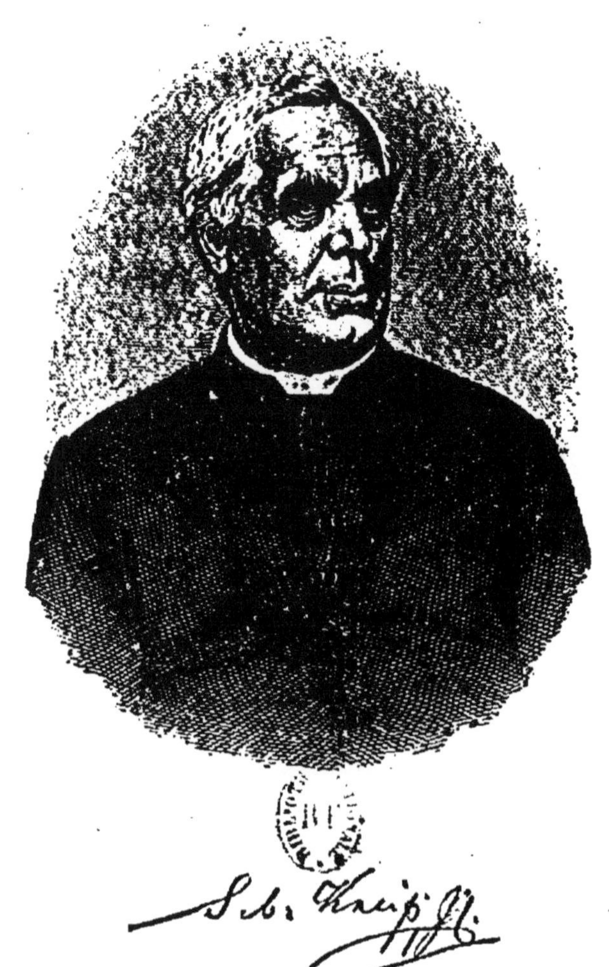

LES
REMÈDES NATURELS
DE
Mr le Curé Kneipp

PAR

FAVRICHON
Pharmacien-Chimiste.

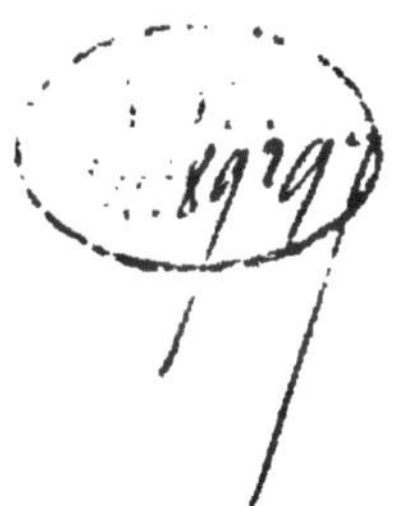

Prix : 1 fr. 20

EN VENTE :
CHEZ L'AUTEUR, A ST-SYMPHORIEN-DE-LAY (LOIRE)
et chez les principaux Dépositaires
DU COMPTOIR GÉNÉRAL

1896

CERTIFICAT de Mgr KNEIPP

Je certifie, par la présente, que M. **FAVRICHON,** *pharmacien à Saint-Symphorien-de-Lay (Loire), a fait plusieurs séjours à Wœrishofen pour y étudier ma méthode hydrothérapique et pour se mettre au courant de tout ce qui regarde* **la fabrication, la préparation et l'emploi** *des aliments et des produits pharmaceutiques que je conseille.*

Je sais que **M. FAVRICHON** *a fait et fait encore de louables efforts pour propager en France mes enseignements sur l'hydrothérapie et sur l'hygiène, après en avoir, lui et sa famille, éprouvé les bons effets.*

Je prie Dieu qu'il réussisse dans l'œuvre qu'il a entreprise.

Wœrishofen, le 2 Avril 1895.

Aloïs STÜCKLE, curé. — **S. KNEIPP.**

Président du Kneipp-Verein

Nous certifions que le 2 Avril 1895, nous avons légalisé les deux signatures de Aloïs Stückle et de S. Kneipp.

Timbre de la Mairie de Wœrishofen. — Signature du Maire

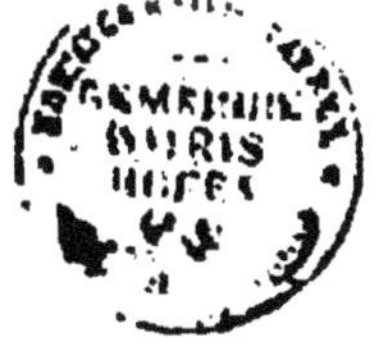

Schuber [illegible]

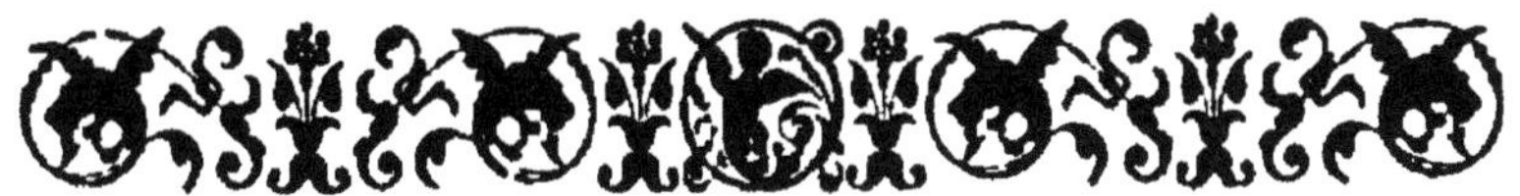

PRÉFACE

DE

La Pharmacie et les Prescriptions Alimentaires[1]

« Les médecins formés à l'Académie n'aquiesceront sans doute pas à tout ce qui est dit dans cet ouvrage ; ils ne le trouveront pas à la hauteur de ce que l'on appelle la science contemporaine. Cela ne m'empêchera cependant pas de l'écrire, parce que le résultat est le meilleur guide de la vérité ; ce qui est de quelque secours pour l'homme, ce qui le rend bien portant ne peut être que bon pour lui. S'il est traité suivant les règles de la science et qu'il vienne à mourir, ce sera pour lui une bien mince consolation que de savoir qu'il a été soigné selon les meilleures données scientifiques.» *Comment il faut vivre*, page VII.

Tout n'est pas progrès dans les innovations de notre époque; bien des transformations se sont opérées, qui sont en opposition complète avec les lois immuables de la nature. On laisse tomber dans l'oubli des remèdes précieux pour en prescrire d'autres qui ont un moment de vogue, mais qui ne tardent pas à disparaître, pour être remplacés par de nouveaux produits, dont chacun chante les merveilles, jusqu'au jour où, la réclame cessant, ils vont rejoindre dans les arrière-pharmacies, les innombrables drogues dont les fabricants de produits chimiques nous accablent.

Le plus funeste résultat amené par ce déplorable abus

(1) La deuxième édition de cette brochure est épuisée. On en retrouvera les passages principaux dans *Les Remèdes Naturels* ou dans l'*Hygiène Alimentaire*.

d'essais infructueux, a été l'apparition du médecin sceptique. Les médecins ne croient plus aux remèdes et, dans la plupart des maladies, ils en sont réduits à faire de la médecine expectante, ce qui est la chose la plus décourageante que nous connaissions.

Et cependant, les remèdes abondent dans la nature ; mais on ne veut plus les employer comme Dieu les donne ; on veut corriger son œuvre.

On demande des remèdes à la chimie, qui en crée de toutes pièces, qui modifie, transforme ceux que Dieu fait pousser chaque année dans nos champs et que l'animal, doué de son seul instinct, sait bien reconnaître. C'est, à notre avis, l'erreur capitale de la médecine de notre époque. Nous allons essayer de le démontrer.

L'expérience seule guidait nos pères, dans le choix et la fabrication des remèdes. Ils n'avaient aucun moyen, la chimie n'étant pas née, pour séparer les éléments des corps. Ils procédaient par tâtonnements, ajoutant au hasard des plantes à des extraits, des poudres à des sucs. Ils expérimentaient sur les malades leurs bizarres compositions, dont quelques-unes ont une valeur indiscutable. Plusieurs ont survécu et rendent aujourd'hui de précieux services.

Il faut reconnaître cependant, que beaucoup de ces formules étaient bizarres, complexes, et que certains remèdes étaient répugnants. La poudre de crâne humain, la poudre de vipère, seraient avec raison, difficilement acceptées aujourd'hui. Il était donc utile d'étudier à nouveau tout cet arsenal de remèdes que nous léguaient nos pères. Mais il n'aurait pas fallu pousser la chose aussi loin. Réformer les remèdes anciens, étudier séparément l'action des plantes, simplifier les formules autant qu'il était possible, cela était utile, indispensable.

On aurait dû s'en tenir là et se servir des simples comme la nature nous les fournit.

Le Créateur a donné à chaque plante des vertus diverses. On trouve dans la même feuille, dans le même fruit, des principes différents ayant des propriétés qui parfois paraissent se combattre, et qui en réalité ne font qu'unir leurs efforts pour arriver au but qui leur a été désigné.

L'écorce de quina nous en fournit une preuve frappante. On trouve dans l'écorce de quina, de la quinine, du tannin, de la cinchonine. Bien avant que l'on ait pu en retirer la quinine, l'écorce de quina était considérée comme un fébrifuge énergique, que l'on employait tel que la nature le donnait.

Quand on parvint, par l'analyse, à séparer les divers éléments qui entraient dans la composition du quina, on constata que la quinine était le principe qui combattait la fièvre. Le tannin et la cinchonine furent jugés inutiles et on les mit de côté. Chacun sait combien la quinine épuise, affaiblit : or, le tannin et la cinchonine sont des toniques puissants, qui ont évidemment pour but d'empêcher l'action débilitante de la quinine ; on a donc commis une grande faute en les séparant. Il serait tout aussi facile et beaucoup plus raisonnable, de donner aux malades, de la poudre ou de l'extrait de quina, qui, tout en combattant la fièvre, soutiendrait les forces. Ce qui précède peut s'appliquer à toutes les plantes,

Nous cherchons en vain, dans toute la pharmacie, un seul alcaloïde, dont l'action thérapeutique soit supérieure à celle de la plante dont on le retire. Le grand argument qu'on donne en leur faveur est la facilité du dosage. Mais cet argument lui-même est sans valeur, car il est aujourd'hui bien reconnu, que l'activité de ces produits peut varier suivant leur mode de préparation.

Tous ces nouveaux médicaments sont d'une activité terrible, et, malgré les doses minimes auxquelles on les donne, de nombreux accidents se produisent. Les journaux ont parlé des empoisonnements causés par la trop fameuse aconitine. L'absorption d'un demi-milligramme d'aconitine a amené la mort. Il y a eu des accidents très graves produits par un quart de milligramme. Et pourtant, pendant des années, on a donné journellement ce terrible poison, à la dose d'un et quelquefois deux milligrammes dans les vingt-quatre heures.

Il a fallu beaucoup de temps et bien des victimes, pour que l'attention des sommités médicales fut éveillée. Mais ce qui est absolument étrange, c'est qu'une telle erreur n'ait ouvert les yeux à personne. On n'a pas supprimé l'aconitine, on a constaté tout simplement qu'il était prudent d'en prescrire un peu moins.

Donner un médicament dont un milligramme peut causer la mort, et cela pour soulager une simple douleur de névralgie, n'est-ce pas une véritable aberration ?

Un admirateur convaincu du progrès de l'art médical, s'exprime ainsi : « La Thérapeutique a été depuis quelques années complètement transformée, par les découvertes de nos savants médecins. Des médicaments chimiques, fixes, bien définis, toujours identiques à eux-mêmes, ont pris la place des produits complexes et inconstants d'autrefois. C'est aujourd'hui l'ère des alcaloïdes, remèdes tout-puissants et féconds en résultats, quand ils sont employés à la dose voulue, mais pouvant devenir aussi dangereux qu'ils sont utiles, si cette dose est dépassée. L'art de formuler a subi une véritable transformation. Il ne faut plus de dosage par à peu près. Il faut la dose exacte, mathématique. *Un peu plus de remède tue, un peu moins est inactif.* »

N'est-ce pas là, la condamnation complète des alcaloïdes ? Telle personne supporte très bien deux et trois milligrammes d'aconitine, alors que telle autre sera tuée par une dose moitié moins forte. Pourquoi donc employer des remèdes si dangereux, alors que la nature nous en donne à profusion qui sont aussi efficaces et qui ne présentent aucun danger.

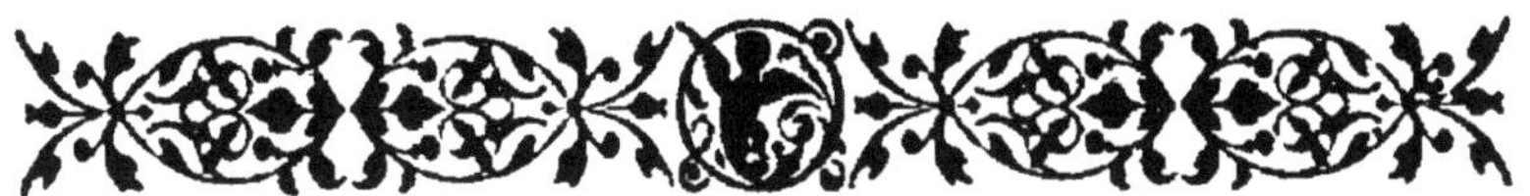

PRÉFACE

Nous manquerions à un devoir si, en commençant cette nouvelle étude, nous n'adressions pas nos sincères remerciements aux nombreux kneippistes qui nous ont prodigué, et qui nous donnent encore de si précieux témoignages de sympathie, pour l'œuvre de vulgarisation que nous avons entreprise.

Nous sera-t-il permis de rappeler, qu'un des premiers en France, nous avons quitté l'Ecole, après avoir constaté l'impuissance des théories médicales classiques, pour nous consacrer exclusivement à l'étude des Traitements naturels .

Rompre avec l'Ecole était, il y a quelques années, un acte de courage que bien peu de médecins eussent osé accomplir.

Cela a bien changé : Quand Kneipp donne ses consultations, il y a toujours autour de lui, dix, quelquefois quinze médecins de toutes les nationalités, qui écoutent ses précieux enseignements, prennent des notes, cherchent enfin à bien comprendre son système, dont ils constatent tous les jours les bons effets ; ils retournent ensuite dans leur pays, appliquer à leurs malades les bienfaisantes lotions *qui réparent toute chair*.

Les établissements hydrothérapiques Kneipp surgissent de tous côtés, en France, en Allemagne, en Suisse, en Belgique, en Amérique.

Il faut reconnaître, cependant, que la Méthode n'a rencontré auprès de la généralité des médecins français que de l'hostilité ou de l'indifférence.

Pourquoi cette Méthode de Traitements naturels, qui a conquis le public, n'a-t-elle pas pu conquérir les médecins?

Il faut avoir le courage de le dire.—C'est ce que nous allons faire dans cette préface.

Personne n'a encore écrit ces choses; il nous paraît nécessaire, indispensable même, qu'elles soient connues, afin de faire disparaître les obstacles que l'ignorance et le mercantilisme opposent à la propagation de la vérité; afin de rejeter les légendes, et de briser les attaches compromettantes.

Des guérisons nombreuses, des cures inespérées se produisent à Wœrishofen, en réalité toutes les maladies guérissables, guérissent par l'application rationnelle du traitement Kneipp, mais il ne se fait point de miracles, et c'est ce que l'on demande au curé hydropathe. Des légendes se créent; de nombreux phtisiques à une période peu avancée, trouvent la guérison à Wœrishofen; des écrivains, des touristes, peu compétents en ces matières, écrivent et racontent que Kneipp guérit les poitrinaires, ils ne donnent, bien entendu, aucun détail. Alors, de tous côtés arrivent des tuberculeux à la dernière période, de pauvres malades n'ayant presque plus de poumons, ne tenant à la vie que par un fil. Ils accourent à Wœrishofen en plein hiver, par un froid rigoureux; quelques-uns meurent en route, d'autres en arrivant. Kneipp, navré, renvoie ceux qui peuvent supporter le retour, mais pour lesquels il ne peut rien. Eh bien, chose incroyable, il se trouve des médecins qui accusent Kneipp d'avoir tué ces malheureux!

Le souvenir de la fameuse lymphe de Koch, qui a fait plus de ravages qu'une épidémie de choléra, devrait rendre ces Messieurs plus modestes et plus justes. Il est acquis que le seul moyen de combattre la phtisie sous toutes ses formes, se trouve dans l'application des Traitements naturels, mais Kneipp ne peut refaire des poumons à ceux qui n'en ont plus : il n'a émis dans aucun de ses ouvrages, la prétention de guérir tous les poitrinaires. Peut-il être responsable des exagérations de partisans trop zélés et trop peu compétents ? Que les médecins sérieux prennent donc la peine, avant de juger Kneipp, de lire ses ouvages.

Dans *Ma Cure d'Eau*, page 449, Kneipp nous dit : « Quand une fois la phtisie a fait quelques progrès et a détruit un organe du corps, c'en est fait du malade ; mais quand elle n'a fait que prendre à telle ou telle partie de l'organisme, alors l'eau est à même d'amener facilement la guérison. »

Ce qui arrive avec les phtisiques se produit également chez la plupart des malades incurables, qui sont la principale clientèle de Wœrishofen et des établissements Kneippistes.

D'ailleurs la situation respective des Traitements naturels et de la Médecine classique est exactement ce qu'elle était à l'époque de Priessnitz. Voyez ce qu'écrivait en 1866, le célèbre docteur Fleury qui fut le fondateur de l'hydrothérapie française, et dont on a pu dire : « Sans Priessnitz, M. Fleury ne se serait jamais occupé d'hydrothérapie ; sans *M. Fleury, l'hydrothérapie serait depuis longtemps morte et oubliée.* »

« L'hydrothérapie n'a pas encore suffisamment conquis » les médecins, parce que, dans l'état actuel des choses, » elle menace leur position et lèse leurs intérêts.

» Laissons les vaines déclamations, et envisageons les » choses dans leur triste et impérieuse réalité.

» Conscience, humanité, devoir ! certes, voilà de nobles » mots qui expriment de nobles sentiments; mais la sagesse » consiste à soustraire l'homme, autant que faire se peut, » au conflit qui, trop souvent, s'élève entre ces sentiments » et les inspirations du besoin, les exigences de la nécessité, — sans parler des incitations de l'orgueil, de l'envie, » de l'avarice et de l'ambition !

» Hélas ! nous avons vu de près les misères, les faiblesses, » les hontes de la profession médicale, et nous avons chè- » rement acquis le droit d'en parler, non pour satisfaire un » coupable désir de représailles, mais pour tenter d'opposer » au mal un remède efficace.

» Qu'on sache bien. Sur 1.000 malades justiciables, au » premier chef, de l'hydrothérapie, 100 viennent réclamer » le secours de l'eau froide. Sur ces 100 malades, 60 ont pris » cette détermination sans l'avis ou malgré les conseils, les » instances, les railleries, les calomnies, les menaces, les » redoutables prédictions de leur médecin ; 30 sont des can- » céreux agonisants, des phtisiques parvenus à la dernière » période du dernier degré de la maladie, des paralytiques » incurables, des infirmes, dont les médecins sont trop heu- » reux de se débarrasser honnêtement, — voire en recueillant » le bénéfice d'une si haute preuve de conscience et de dé- » sintéressement. Et le bénéfice est double, puisque l'on » allège son nécrologe en enrichissant celui de l'hydrothé- » rapie ; 10 malades obéissent aux injonctions de médecins » éclairés, consciencieux et désintéressés.

» Pourquoi en est-il ainsi ? Parce que, dans l'état actuel » des choses, tout médecin qui veut soumettre l'un de ses » clients à un traitement hydrothérapique méthodique et » efficace, est obligé de le diriger vers un établissement » spécial et de le confier aux soins d'un confrère ; ce qui » revient à dire : qu'il est obligé de compromettre sa posi- » tion et ses intérêts. Il compromet sa position, — car si, » pour les hommes éclairés, il ne fait que proclamer l'im- » puissance de la thérapeutique médicamenteuse, pour la » masse, il fait l'aveu de son impuissance personnelle.

» Il compromet ses intérêts, — car le traitement hydrothé- » rapique, d'une durée souvent fort longue, lui fera perdre » un grand nombre de visites, de consultations, d'opérations » etc., etc. Ce n'est point tout : une fois guéri, le malade » ne sera-t-il point tenté de substituer l'eau froide aux pi- » lules ? Son exemple n'entraînera-t-il pas dans la même

» voie ses parents, ses amis, ses connaissances? Et voici » une active propagande faite au profit de l'hydrothérapie, » et, par conséquent, au détriment de l'allopathie, de l'ho» méopathie, de l'électrothérapie, etc.

» Or, le médecin n'a ni traitement ni casuel obligatoires ; » il vit laborieusement, péniblement d'une clientèle qu'il » n'acquiert qu'au prix de mille efforts et qu'il ne conserve » que plus difficilement encore ; comment ne succomberait-» il pas à une tentation qu'entourent, d'ailleurs, tant de » faciles compromis de conscience, tant d'excuses et de jus» tifications spécieuses!

» Et cependant, ce n'est point sur les modestes praticiens, » sur les pères de famille nécessiteux que la tentation exerce » son plus irrésistible empire ; c'est sur les *Princes de la* » *science,* que la fortune comble de ses faveurs. Tant il est » vrai que l'orgueil s'accroît avec les conquêtes de l'am» bition, et que l'appétit de l'or se développe en raison » directe des trésors que l'on accumule !

» N'insistons pas ; chacun comprendra maintenant qu'en » ce qui concerne les médecins, et indépendamment des » obstacles qui naissent des malades eux-mêmes, l'hydro» thérapie aura gagné son dernier procès, le jour où le ma» lade pourra être soumis à un traitement hydrothérapique, » méthodique et efficace dans son domicile et par son mé» decin. » (1)

Nous sommes à la veille de gagner ce dernier procès. Grâce à nos efforts, la cause de l'hydrothérapie et des Traitements naturels se vulgarise de plus en plus et les médecins ne rencontrent que très rarement chez leurs malades cette répugnance pour les applications hydrothérapiques, qui fut le plus grand écueil contre lequel vint se heurter toute la science de Fleury.

(1) Grâce aux ingénieux appareils d'hydrothérapie de M. Chevenier, constructeur à Saint-Symphorien-de-Lay, les médecins peuvent aujourd'hui soumettre leurs malades dans leur domicile à toutes les applications hydrothérapiques.

Mais le nom de Kneipp, qui a été le drapeau sous lequel s'est opérée l'expansion de la Médecine naturelle, a été singulièrement compromis par les entreprises de certains industriels.

Nous ne voulons pas insister sur ce sujet et si nous l'abordons, ce n'est que dans le but de dégager la cause des Traitements naturels de toute attache à ces entreprises commerciales, dont le charlatanisme a été un des plus grands obstacles que la Méthode ait rencontré sur sa route.

Le jour est venu où l'opposition aveugle, les préventions causées par l'esprit mercantile de notre époque, les amours-propres froissés doivent disparaître en présence de la Vérité proclamée, acceptée, confirmée.

La cause des Traitements naturels doit être remise pour triompher définitivement, entre les mains de ses défenseurs naturels : les médecins.

Quand nous considérons le chemin parcouru dans cette voie depuis cinq ans, nous sommes plein d'espoir pour l'avenir.

Ne nous laissons donc pas troubler par les vaines déclamations et les calomnies. Capefigue l'a dit : « On ne crée jamais quelque chose de fort et de durable sans ameuter autour de soi les intelligences médiocres, les esprits passionnés et les ambitions déçues. »

FAVRICHON.

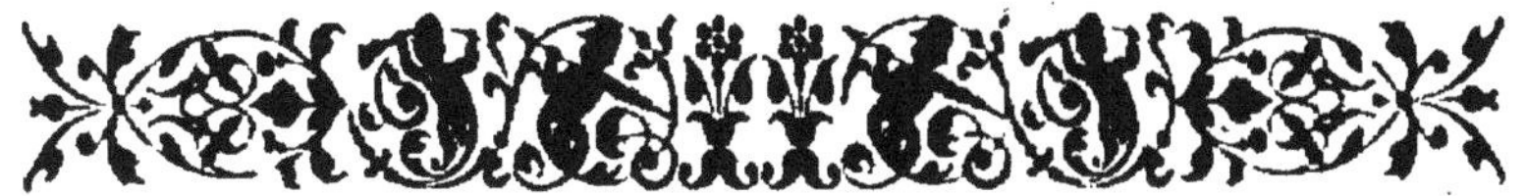

A QUEL MOMENT

doit-on prendre les Médicaments ?

De graves erreurs sont commises à ce sujet, et par les malades, et par les médecins. Il est cependant certains principes qui doivent guider dans le choix du moment auquel un médicament doit être donné. Nous allons essayer de les faire comprendre.

On doit prendre à jeun ou dans la journée, à des heures éloignées des repas, les médicaments n'ayant aucune action irritante et dont le but est de surexciter, de réveiller les fonctions de l'estomac. La gentiane, la camomille, la centaurée, tous les amers sont dans ce cas. Cependant, pour combattre une indigestion, on peut prendre certains amers après les repas, la gentiane, par exemple. Mais, en règle générale, ces médicaments agissent mieux quand l'estomac est vide.

L'habitude de prendre des purgatifs à jeun est détestable et peut amener de graves irritations de l'estomac, surtout quand on a le tort de se servir de purgatifs drastiques, tels que toutes les pilules purgatives, la scammonée, le jalap, la rhubarbe, le séné, etc... Ces produits n'agissant que par l'irritation qu'ils produisent, on comprendra aisément le mal qu'ils peuvent amener quand ils viennent à se déposer sur un point de la muqueuse de l'estomac vide.

Ces médicaments devront toujours être pris, soit immédiatement avant les repas, soit pendant les repas, ou même après. Le mieux, incontestablement, est de n'en point prendre du tout.

Les purgatifs salins — sulfate de soude, de magnésie, sel de cuisine, — qui agissent par osmose, doivent seuls se prendre à jeun.

On doit prendre immédiatement avant les repas ou pendant les repas, les médicaments qui apportent à l'alimentation une addition d'éléments qui ne s'y trouvent pas ou que l'organisme réclame en des proportions plus fortes. La poudre d'os de Séb. Kneipp est le type de ces médicaments.

On prend encore pendant les repas certaines poudres végétales qui ont pour but de provoquer la production de bons sucs gastriques et de favoriser la digestion : — poudre de gentiane, d'absinthe, etc. —

Il faut prendre après les repas tous les médicaments contenant une proportion un peu forte d'alcool : les vins, les teintures, les élixirs, etc. Cependant, les teintures de la pharmacie Kneipp, dont la plus forte dose est d'une cuillerée à bouche dans un verre d'eau, peuvent se prendre à d'autres moments, l'alcool ainsi dilué n'ayant plus aucune action irritante. Mais les vins médicinaux et les élixirs doivent toujours se prendre après les repas. C'est une déplorable habitude de donner des vins médicinaux avant de manger. Rien n'est plus funeste que de faire prendre aux malades les vins de quina, de coca, etc., avant les repas. La quinine est très irritante par elle-même, mais il faut encore considérer que les vins de quina, de coca, de kola, etc., sont des liquides alcooliques d'une richesse moyenne de 17 %. Or l'appétit qu'on veut réveiller quand on prend du quina ou tout autre apéritif à base d'alcool, est précisément tué par cette pratique.

Il n'est pas inutile de faire remarquer en passant que la coca et la kola, si à la mode aujourd'hui, contiennent des principes qui ont pour effet d'amener une anesthésie partielle de l'estomac. Il n'y a pas de meilleur remède pour couper l'appétit. Nous ne pouvons comprendre que sur l'affirmation d'industriels, meilleurs commerçants que bons physiologistes, tant de médecins s'entêtent à considérer ces produits comme des toniques et des apéritifs.

C'est à la fin des repas que l'on prendra les vins, les élixirs, en un mot tout médicament contenant une dose d'alcool un peu élevée. En faisant ainsi on évitera bien des gastrites, dont on est loin souvent de soupçonner la cause.

On doit prendre le soir en se couchant, les médicaments destinés à favoriser le sommeil. Il est bon que la digestion du repas du soir soit en partie terminée, c'est-à-dire qu'il y ait au moins 1 heure et demie que l'on n'ait pas mangé.

On prend aussi le soir en se couchant, ou avant le repas du soir, certains médicaments dont l'action très lente ne se fait sentir que longtemps après l'absorption: tel est le cas du Fouille-Régulateur. Ce médicament et d'autres de même nature, peuvent aussi se prendre dans certains cas dans la journée, mais alors à doses fractionnées.

C'est une excellente pratique que de boire les infusions de plantes ou les mélanges de teinture et d'eau par cuillerée à bouche toutes les 2 heures ou par cuillerée à café toutes les demi-heures. Si les occupations ne permettent pas de faire ainsi, on peut prendre 3 cuillerées à bouche le matin à jeun, la même quantité à midi et le soir, une heure avant les repas.

Il faut en général, éviter de prendre d'un seul trait une tasse d'infusion. Prises par petites doses souvent répétées, les infusions ne fatiguent jamais l'estomac et agissent plus efficacement.

On peut les prendre chaudes ou froides, sucrées ou non sucrées.

Il est des cas cependant où il est de toute nécessité de prendre les infusions chaudes : quand on se propose par exemple de réchauffer l'intérieur du corps, de calmer une violente colique, etc.. etc..

FORMES MÉDICAMENTEUSES

On nous demande souvent : « Que faut-il choisir, la teinture, la poudre ou le thé ? » ou encore : « Ne pourrait-on pas préparer tel ou tel médicament sous la forme pilulaire, pour qu'on puisse le prendre avec moins de répugnance ? »

Quelques explications sur ces différents points seront utiles.

Nous faisons peu de différence, en général, entre les infusions ou mieux les décoctions, les teintures et les poudres. Ces différentes formes de médicaments sont parfaites, à la condition d'être préparées d'une façon judicieuse.

Il faut tenir compte, pour la durée des infusions, des éléments que renferme la plante ; le temps varie aussi suivant que l'on a affaire à des feuilles, des fleurs qui se laissent facilement pénétrer par le liquide, ou à des racines, du bois, qui ne cèdent que lentement leurs principes à l'eau.

Quand la plante que l'on veut faire infuser renferme une huile essentielle, comme le romarin, la menthe, — d'une façon générale toutes les plantes ayant de l'odeur, — il faut verser sur elle l'eau bouillante et laisser infuser 15 minutes à une température voisine de l'ébullition, 80 degrés environ. Si on faisait bouillir pendant ces 15 minutes, on perdrait une grande partie des principes aromatiques de la plante qui s'en iraient avec la vapeur de l'eau. Pour cette raison on peut préférer pour les plantes aromatiques, la teinture à l'infusion. Les teintures étant préparées à froid, on est assuré d'avoir des médicaments renfermant très exactement toutes les vertus des plantes qui ont servi à les préparer.

Quand les feuilles ou les fleurs n'ont pas d'odeur, il faut faire bouillir au moins 10 à 15 minutes.

Pour les racines et les bois, la durée de la décoction ou de l'infusion (1) varie suivant leur dureté. Il faut faire infuser la gentiane 10 à 15 minutes. Il faut 20 minutes pour bien préparer une infusion de valériane. Nous faisons bouillir pendant 25 minutes les racines d'hièble, de sureau, de chicorée, etc..

Il n'y a aucun inconvénient à prolonger un peu la durée des infusions et des décoctions. En les faisant trop rapidement on s'expose à avoir des préparations de peu de valeur.

Les poudres sont une excellente forme de médi-

(1) On fait une infusion en mettant la substance à traiter dans un vase, et en jetant de l'eau bouillante dessus. On couvre le vase, et, lorsque le contact a été suffisamment prolongé, on passe.

La décoction consiste à faire bouillir les plantes dans un liquide pendant un temps plus ou moins long.

cament, à la condition qu'elles soient de préparation récente. Les teintures ou extraits sont d'un emploi très commode et contiennent tous les éléments des plantes qui ont servi à leur préparation.

Les teintures ont l'avantage de renfermer sous un petit volume, tous les éléments solubles des plantes. Une cuillerée à café de teinture dans une tasse d'eau, représente une infusion de moyenne concentration.

Il est une autre forme de médicament que l'on ne trouve pas dans la pharmacie de M. le Curé Kneipp. Quelques-uns le regrettent. Ils ont tort. Nous voulons parler des pilules.

Nous reconnaissons très bien, que rien n'est plus commode à avaler que ces petites boules, qu'elles soient argentées ou simplement recouvertes de poudre de réglisse. Rien n'est plus commode, mais aussi rien n'est plus funeste.

Nous détestons absolument les pilules, quelles qu'elles soient, et nous avons pour cela de bonnes raisons. Nous avons connu des personnes qui se sont gâté l'estomac par l'usage des pilules purgatives. Il serait d'ailleurs absolument étrange qu'il en fut autrement. Essayez de briser une de ces petites boules, 9 fois sur 10 vous la trouverez dure comme un caillou. Comment l'estomac pourrait-il digérer de semblables choses sans en être incommodé ? Aussi il arrive souvent que les médicaments dont sont formées les pilules n'ont aucune action, ou tout au moins une action fort variable.

Des pilules très récemment préparées, s'écrasant facilement, sous une légère pression des doigts, pourraient à la rigueur être tolérées. Malheureusement il n'en est pas toujours ainsi, et on pourrait trouver dans beaucoup de vieilles pharmacies, des pilules qui ont vu passer plusieurs générations de pharmaciens.

La pilule purgative, qui est la plus commune, est aussi la plus funeste. Afin de donner à ces petites boules, une action purgative réelle, on est obligé de recourir à des drastiques violents, qui déterminent à l'endroit de la muqueuse où la pilule vient se fixer avant de se dissoudre, des irritations qui peuvent amener les plus funestes résultats.

Une dame qui souffrait de douleurs d'estomac d'une violence inouïe, nous a avoué qu'elle attribuait le triste état dans lequel elle était tombée à l'usage qu'elle avait fait des pilules purgatives, renommées... par leur coûteuse réclame.

Quelques personnes insistent pour que nous leur préparions des pilules de Fouille-Régulateur, dites pilules Kneipp ; (1) d'autres désireraient des pilules de Myrtille, etc., etc..

Quand nous remplissions les ordonnances des médecins de l'École, nous faisions toutes les pilules qu'ils ordonnaient, bien que nous fussions fixés sur leur valeur, — nous remplissions tout simplement notre devoir professionnel.

L'amour du gain, la crainte de perdre des clients, sont les seuls mobiles qui pourraient aujourd'hui, nous faire céder sur ce point. Nous l'avouons sans détour, ces considérations sont tout à fait insuffisantes pour changer nos idées.

Nous avons lu et relu tous les ouvrages écrits par Kneipp, nous avons eu entre les mains, des centaines d'ordonnances signées de son nom, nous n'y avons pas vu une seule fois que des pilules soient ordonnées. (2)

(1) On fait entrer dans ces pilules, de l'extrait de rhubarbe — afin d'en augmenter l'activité.

(2) Les séjours d'études que nous avons fait chaque année près de Mgr Kneipp, à Wœrishofen, depuis la première édition de cette brochure, n'ont fait que confirmer notre opinion sur ce sujet.

La seule concession que nous ayons cru pouvoir faire, — parce qu'elle est sans danger pour la santé, — a été de préparer, sous forme de cachets, les médicaments que l'on nous demandait en pilules.

Mais, s'il y a une réelle commodité à prendre de cette façon des médicaments d'un goût peu agréable, comme le Fouille-Régulateur par exemple, nous ne voyons pas l'avantage que le malade trouvera à absorber dans des cachets, de la poudre de feuilles ou de fruits de Myrtille, qui n'a aucun mauvais goût.

Nous ne voyons, à toutes ces complications, qu'un résultat : celui d'augmenter le prix des médicaments dans de fortes proportions, et de rendre indispensable, pour leur préparation, l'intervention du pharmacien.

LES DOSES DES MÉDICAMENTS

Évaluation approximative en poids des mesures usitées dans la Méthode Kneipp

La cuillerée à café	équivaut à	5 gr. d'eau
La cuillerée à bouche	—	20 gr. —
La tasse (9 à 10 cuillerées)	—	200 gr. —
Une verrée	—	150 gr. —
Une pincée	représente de	1 à 4 grammes
Une petite poignée	—	60 à 80 grammes
Une forte poignée	—	200 grammes

Mgr Kneipp fait préparer toutes les infusions avec une pincée de plantes. Bien des personnes, habituées aux doses nécessaires de la médecine classique, se croient insuffisamment renseignées par cette indication et ont la crainte de faire leurs infusions, trop ou pas assez chargées.

Il y a certainement une limite, mais nous sommes convaincus que bien peu de personnes la dépassent.

On ne dose pas les plantes de la Pharmacie Kneipp, comme des poisons. Il serait, d'ailleurs, aussi difficile de donner des doses exactes pour ces plantes, que d'indiquer la quantité d'aliments que chacun doit absorber, — ce qui nourrit parfaitement une personne, est insuffisant ou exagéré pour une autre. — Il en est de même pour les infusions. Telle personne les prend très chargées et s'en trouve bien, telle autre ne peut les supporter que beaucoup plus légères. C'est au malade de comprendre ce que sa nature réclame. Si une infusion paraît fatiguer l'estomac, il faut en diminuer la dose, serait-elle la plus minime de celles que nous indiquons. Une plante a généralement une saveur d'autant plus prononcée, qu'elle est plus active. Cette considération servira encore à guider les malades. Ainsi, l'absinthe, ayant une amertume très grande, l'infusion devra être peu chargée, (0 gr. 50). On pourra, au contraire, charger davantage une infusion de feuilles de fraisier, dont le goût est moins accentué.

Ce que nous disons des infusions s'applique naturellement aux teintures, qui peuvent les remplacer. Mais les doses de ces dernières peuvent encore être modifiées, par suite de leur plus ou moins grande concentration.

En général, on peut prendre de 15 à 30 gouttes de teinture en une seule fois, et cette dose peut être répétée 3 ou 4 fois.

C'est une bonne pratique, — dans la plupart des cas, — de mettre, dans une tasse d'eau, la quantité de teinture nécessaire pour la journée, et de prendre ce mélange par cuillerée à bouche toutes les 2 heures, ou par cuillerée à café toutes les demi-heures. — Si on ne peut faire ainsi, on prendra le mélange en 3 fois ; le matin, dans le milieu de la journée et le soir, une heure avant les repas.

Quelques personnes n'ont pas la patience de compter les gouttes. La cuiller à café peut servir de mesure. Une demi-cuiller à café sera une bonne dose pour la journée. Mais il vaut mieux commencer par une quantité plus faible, 20 à 30 gouttes par exemple. On n'arrivera qu'exceptionnellement à une cuillerée à café, et cette dose ne devra pas être continuée longtemps.

Les teintures de Rue, de Valériane et d'Arnica, se prennent à des doses particulières, qu'il faut connaître.

On ne prendra jamais plus de 20 gouttes de teinture de Rue dans les 24 heures : 10 gouttes le matin, 10 gouttes le soir.

La dose de la teinture d'Arnica est de 5 à 10 gouttes chaque fois. On peut renouveler 2 ou 3 fois dans la journée.

La teinture de Valériane se prend ordinairement le soir, une heure et demie après le souper, à la dose de 15 à 20 gouttes.

Nous donnons à chaque article le poids approximatif des plantes nécessaires pour une infusion et le nombre de gouttes de teinture ou d'huile à prendre en une seule fois et dans les 24 heures. Mais, nous le répétons encore une fois, ces doses n'ont rien d'absolu ; il sera préférable cependant de ne pas trop les dépasser.

LA PHARMACIE

De Mgr KNEIPP

Absinthe

Aluyne, Armoise amère, Artemisia absinthium. — S'emploie sous forme de thé, de teinture et de poudre. Elle élimine les gaz de l'estomac, améliore les sucs gastriques et provoque ainsi l'appétit avec la digestion. C'est un excellent remède contre l'odeur fétide de la bouche, en tant que cette odeur provient de l'estomac. Elle guérit les maladies de foie (mélancolie, jaunisse). L'infusion d'absinthe employée comme eau ophtalmique, rend d'excellents services dans les maladies oculaires.

Doses. — Teinture : 10 à 20 gouttes. (1)
Poudre : une prise aux deux principaux repas.
Thé : 0 gr. 50 pour une tasse, prise en 2 ou 3 fois dans la journée.

Acore

Acorus calamus, Acore vrai. — L'acore habite les bords des marais. On emploie sa tige souterraine (rhizôme), qu'on appelle improprement racine. C'est un stimulant et un excellent stomachique amer. Il donne de bons résultats dans la dyspepsie, les coliques, la diarrhée, les affections des bronches, les crampes, la chlorose.

(1) Kneipp fait commencer par 5 gouttes par jour, en augmentant chaque jour de 1 à 2 gouttes, jusqu'à 20 gouttes, puis en diminuant de la même manière.

Doses. — Thé : 3 à 4 gr. de rhizôme, pour une tasse d'eau.
Teinture : de 30 gouttes à une demi-cuillerée à café dans les 24 heures.

Aloès

Aloe vulgaris. — Une ou deux pincées d'aloès bouillies avec une petite cuillerée de miel et une tasse d'eau, fournissent une mixture qui nettoie radicalement l'estomac et facilite les selles sans aucun inconvénient.

Les personnes sujettes aux hémorroïdes ne doivent pas employer l'aloès.

L'eau d'aloès, une pincée dans une tasse d'eau bouillante, est un excellent remède ophtalmique. On s'en lave les yeux à l'intérieur et à l'extérieur 3 ou 4 fois par jour. Cette eau guérit aussi les ulcères anciens. La poudre d'aloès répandue sur les plaies suppurentes et recouverte d'un linge sec, amène rapidement leur guérison et facilite la formation d'une nouvelle peau. (1).

Alun

Sulfate d'alumine et de potasse. — Astringent très employé contre les ulcères putrides et malins. On traite à l'alun les ongles incarnés.

On l'emploie soit en poudre, soit en solution, dans l'eau — 5 gr. d'alun pour 100 gr. d'eau. — Cette solution sert en gargarisme contre le scorbut et au rincement des dents et de la bouche.

Angélique

Angelica silvestris, Angélique sauvage. — Le thé préparé avec les racines, les feuilles ou les graines de cette plante, est employé contre les aliments malsains et plus ou moins empoisonnés. Ce

(1) Nous avons vu réussir la poudre d'aloès dans des cas où tous les antiseptiques, sublimé, iodoforme, etc., avaient complètement échoué.

thé réchauffe l'estomac pris d'un froid incommode. Très bon dans les coliques amenées par des éléments malsains ou des gaz dissimulés. C'est un bon remède contre les forts engorgements des poumons, de la poitrine, des bronches, et contre l'acrimonie (l'ardeur) de l'estomac.

Doses. — Teinture : 20 à 30 gouttes 3 fois par jour.
Thé : 1 à 2 gr. de feuilles ou de graines, ou 2 à 4 gr. de racines pour une tasse que l'on prendra en trois portions, matin, midi et soir. La poudre, une pincée aux mêmes moments, remplace très bien la tisane.

Anis

Pimpinella anisum. Anis vert. — L'anis s'emploie comme le fenouil, mais il est plus actif. On se sert surtout de l'essence ou huile d'anis, que l'on peut mélanger à celle de fenouil. Ce mélange s'emploie contre les flatuosités, (gaz accumulés dans le tube digestif).

L'anis, de même que le fenouil et la badiane, sont des médicaments que l'on doit employer avec modération et il est bon d'en interrompre l'usage pendant quinze jours, lorsqu'on en a pris pendant 5 ou 6 jours de suite.

Doses. — Huile et teinture : 4 à 7 gouttes sur un morceau de sucre ou dans un peu d'eau ou de vin sucré, deux fois par jour.
Thé : 1 gr. de semences dans une tasse d'eau ou de lait.

Ansérine

Potentilla anserina. Argentine, Herbe aux oies, Becs d'oie. — Le thé d'ansérine est excellent contre les crampes de l'estomac et du bas-ventre. Dès les premiers symptômes des crampes, l'on donne au malade, trois fois par jour, du lait bien chaud, aussi chaud qu'il peut le supporter, dans lequel on a fait infuser pendant 5 minutes une forte pincée d'ansérine, (5 à 8 grammes). Les personnes qui ne supportent pas le lait, feront l'infusion dans de l'eau, et sucreront un peu. Le résultat est encore meilleur si on applique en même temps, sur les parties atteintes de spasmes, des cataplasmes de cette plante échaudée dans l'eau.

Argile

Silicate d'alumine. — On trouve dans les ouvrages de médecine, à l'article " argile " cette phrase : « Les terres argileuses, autrefois employées en médecine, sont inusitées aujourd'hui ». Les médecins ont eu bien tort d'oublier à ce point, les propriétés bienfaisantes d'un remède aussi simple. Mgr Kneipp obtient, avec diverses préparations dont l'argile est la base, des effets merveilleux.

Délayée dans de l'eau vinaigrée, à consistance d'onguent, elle est appliquée contre les piqûres des abeilles, des guêpes, et de tous les insectes venimeux. Aussitôt sèche, il faut la remplacer ou la rafraichir avec de l'eau vinaigrée.

Mgr Kneipp l'emploie avec succès, contre toutes les inflammations, les dartres, le cancer, le lupus.

Mélangée à la teinture de tormentille, on l'emploie contre les tumeurs, les loupes, etc..

Mélangée à l'arnica, c'est un excellent remède contre les coups, les écorchures. Un mode d'emploi de ces différents onguents qui nous réussit très bien est le suivant : On étend sur la partie malade, une couche assez épaisse d'onguent d'argile, puis on recouvre d'un linge en toile, que l'on tient humide à l'aide de l'eau vinaigrée, de la teinture de tormentille ou d'arnica. Il est bon, cependant, de renouveler l'application trois fois par jour.

Arnica

Arnica montana. Bétoine des Savoyards, Souci des Alpes, Herbe aux chutes. — La teinture d'arnica s'emploie sous forme de lotions et de compresses contre les coups et les blessures. On l'emploie pure quand il n'y a pas de déchirure des tissus. Pour les plaies, il faut étendre l'arnica de trois parties d'eau. On l'emploie à l'intérieur comme vulnéraire à la dose de 5 à 10 gouttes, 2 ou 3 fois par jour.

Le mélange à parties égales de teinture d'arnica, de vinaigre et d'eau froide, est employé par Mgr Kneipp en frictions abdominales contre l'atonie intestinale.

Aspérule

Petit muguet des bois. Aspérule odorante, Reine des bois. — Cette plante, inodore quand elle est fraîche, acquiert par la dessication, une odeur de mélilot ou de fève tonka, qui est due à la coumarine. C'est un diurétique, un digestif, et un très bon dépuratif. Le vin d'aspérule est la meilleure forme de ce médicament.

Doses. — Vin : 3 cuillerées à bouche dans les 24 heures, de préférence après les repas.
Thé : 2 à 4 gr. pour une tasse.

Avoine

Avena sativa. — La décoction d'avoine est nourrissante, facile à digérer, rafraîchissante dans les échauffements internes, et forme un délicieux aliment, un excellent réconfort pour les convalescents épuisés par une grave maladie.

Préparation : laver 6 ou 8 fois un litre d'avoine dans l'eau fraîche; la faire cuire dans 2 litres d'eau, réduire à moitié, décanter, ajouter deux cuillerées de miel, faire cuire encore deux minutes. (1)

Bardane

Lappa officinalis, Arctium lappa. — La racine de bardane est sudorifique, dépurative et diurétique; elle doit cette dernière propriété aux sels de potasse qu'elle renferme. Elle se donne dans les affections du cœur, les diverses formes de rhumatisme, la pierre. La décoction des feuilles, employée en lotions, calme le prurit des dartres et de l'eczéma. Cette décoction fait tomber les croûtes de la teigne. Les compresses de feuilles de bardane sont un bon remède contre les blessures, les abcès. La racine a une action bien connue contre les maladies du cuir chevelu ; elle arrête la chûte et favorise la croissance des cheveux. Elle entre dans la composition de l'eau et de l'huile capillaires d'ortie et de bardane, qui sont à notre avis, les meilleures préparations, pour le traitement des maladies du cuir chevelu, et l'entretien journalier de la chevelure.

Doses. — Infusions : 2 à 3 grammes pour une tasse.
Poudre : de 1 à 3 grammes.
Teinture : de 20 gouttes à une demi-cuillerée à café.

Boucage-Saxifrage

Pimpinella saxifraga. Persil de bouc. — On emploie la racine en infusion dans du vin, ou dans de l'eau additionnée de miel. C'est un dépuratif, dont on prend 2 ou 3 tasses par jour.

Doses. — Infusions : 2 gr. pour une tasse.
Teinture : 20 à 30 gouttes, 2 fois par jour.

(1) On emploie aussi comme adoucissant analeptique et diurétique, la tisane ou eau de gruau, qui se prépare en faisant bouillir 40 gr. d'avoine dans 1250 gr. d'eau, réduits à 1000 ; on sucre à volonté et on boit par tasse dans la journée.

Bouillon-blanc

Verbascum schraderi. Molène. — S'emploie en gargarismes et en infusions dans les maladies de la gorge, les catarrhes, les engorgements de la poitrine et la respiration gênée. En mêlant les fleurs de bouillon-blanc aux fleurs de mauve noire, on obtient un thé plus efficace et dont l'action est plus durable.

Dose. — 2 à 3 gr. pour une tasse, deux tasses par jour.

Bourse à Pasteur

Capsella bursa pastoris. — La plante entière a des propriétés astringentes qui la font employer contre la diarrhée, les hémorrhagies, et comme tonique. On peut l'employer en compresses contre les blessures.

Dose. — 2 à 3 grammes pour une tasse, que l'on prend par cuillerée à bouche toutes les deux heures.

Busserolle

Uva ursi. Raisin d'Ours. — Par son tannin et son acide gallique, c'est un tonique et un astringent. Par son arbutine, qui, dans l'organisme, se décompose en hydroquinone, c'est un tonique spécial et précieux des organes urinaires. On l'emploie avec succès dans le catarrhe chronique de la vessie, la cystiste du col de la vessie, l'incontinence et la rétention d'urine, la leucorrhée.

L'infusion des feuilles se fait avec 4 gr. pour une tasse d'eau et se boit par cuillerée à bouche toutes les heures.

La dose de la poudre est de 1 à 4 gr. dans les 24 heures.

L'action sur la vessie se manifeste par la coloration verte de l'urine, due à l'hydroquinone.

Camomille

Matricaria chamomilla, Matricaire ou camomille commune. — Le thé de camomille s'emploie contre les refroidissements, notamment quand ils sont accompagnés de fièvre ; contre les coliques, les crampes et les fortes congestions.

Doses. — Thé : 1 à 2 gr. pour une tasse.
Teinture : 15 à 20 gouttes, 3 fois par jour.

Camphre

Huile volatile concrète, retirée du Laurus camphora. — L'alcool camphré et l'huile camphrée ne s'emploient que pour l'usage externe.

L'alcool camphré sert en frictions dans les contusions, les rhumatismes, les spasmes. On l'emploie avec raison pour fortifier l'un ou l'autre membre. L'huile camphrée est un remède éprouvé dans les cas de rhumatisme et de souffrance dorsale.

Cendres de bois

Les cendres de bois sont astringentes et s'emploient pour les bains de pieds.

Centaurée (1)

Erithræa centaurium, Petite Centaurée, Herbe du centaure, Herbe à Chiron, Herbe à la fièvre, Chironie, Centaurelle, Erythrée. — Le thé de

(1) Dans *Ma Cure d'eau*, il est dit qu'il ne faut pas confondre la centaurée commune avec la petite centaurée (gentiana centaurium). Il y a eu une interversion des noms. La gentiana centaurium est la grande centaurée ou centaurée commune, et l'erithræa centaurium est la petite centaurée. La centaurée employée par M. le Curé Kneipp est bien la petite centaurée (erithræa centaurium). Voir dans « Comment il faut vivre, » où se trouvent toutes les gravures de l'original allemand, et notamment celles des principales plantes, la figure de la petite centaurée, page 291.

centaurée chasse les gaz de l'estomac, les acides inutiles et malsains, agit favorablement sur les reins et la vessie. C'est un bon remède contre la brûlure ou l'acrimonie de l'estomac (soda, pyrosis).

Doses. — Thé : 1 à 2 gr. pour une tasse que l'on prend en 3 fois avant les repas.
Teinture : 15 à 20 gouttes, trois fois par jour.

Chêne

Quercus robur. — L'écorce de chêne est un médicament astringent, tonique et antiseptique. Sa décoction, 5 à 10 gr. pour une tasse d'eau, est utile à l'intérieur dans les diarrhées, les hémorrhagies utérines et dans l'affaiblissement général. C'est un excellent remède pour les enfants scrofuleux. On la vantait beaucoup autrefois contre les fièvres intermittentes.

A l'extérieur on emploie la décoction plus chargée d'écorce de chêne (60 gr. pour 500 gr. d'eau), dans plusieurs cas :

1° On trempe une serviette dans cette décoction et on l'enroule autour du cou quand celui-ci est gonflé. Ce même moyen guérit également les glandes enflées, même les goitres, quand ils ne sont encore ni trop gros ni trop durs.

2° On doit prendre fréquemment des bains de siège faits avec cette décoction, quand on souffre d'une chute ou prolapsus du rectum. Les fistules anales ou abcès stercoraux se guérissent de la même manière. Il est bon d'ajouter de temps à autre de petits lavements préparés avec cette même décoction un peu étendue.

3° En injections contre la leucorrhée.

4° En lotions contre les ulcères de mauvaise nature.

5° La teinture d'écorce de chêne s'emploie en compresses contre les hernies.

Les feuilles de chêne ont des vertus analogues et s'emploient en infusions, contre la diarrhée, l'incontinence d'urine, la fleur de sang.

La dose des feuilles est de 2 gr. pour une tasse que l'on prend par cuillerée toutes les 2 heures, ou en deux fois : matin et soir.

Les glands torréfiés sont un tonique de premier ordre, qui convient particulièrement aux enfants, aux personnes chlorotiques, scrofuleuses, rachitiques. On prépare les glands torréfiés comme le café ordinaire : une cuillerée à bouche pour une tasse de café.

On donne aux tout petits enfants une cuillerée à bouche de ce café, mélangé à une quantité double de lait, toutes les 2 ou 3 heures. Par ce moyen on procure aux enfants un sang généreux, on combat et on évite les diarrhées, qui font tant de victimes. Les glands ne conviennent pas aux enfants constipés.

Les glands torréfiés sont un bon remède et en même temps un préservatif de la pierre.

Chicorée

Cichorium intybus, Intybe, Chicorée sauvage. — La racine et les feuilles ont les mêmes propriétés. Cette plante est un résolutif pour les engorgements de l'estomac. Elle épure le foie, la rate et les reins, en évacuant par l'urine les éléments morbides. Elle est utile dans l'atonie des fonctions digestives. On emploie la racine et les feuilles.

Le thé de chicorée se prend pendant 3 à 4 jours de suite, à la dose de 2 tasses par jour : l'une avant le déjeuner, l'autre le soir.

La teinture de chicorée arrête certains cas d'amaigrissement et de dépérissement de membres atrophiés.

On frictionne 2 fois par jour les membres malades avec cette teinture.

Les feuilles échaudées, enveloppées dans un linge, s'emploient en compresses dans les oppressions de l'estomac et dans toutes les inflammations douloureuses. Il faut renouveler 3 fois par jour.

Citronelle

Melissa officinalis, Herbe au citron, Piment des ruches, Thé de France. — C'est un excitant, un stimulant des centres nerveux. Elle possède des propriétés stomachiques, carminatives (contre les gaz, les flatulences) et antispasmodiques bien précieuses. Elle combat l'indigestion, les vomissements, aussi bien que la diarrhée ; elle est très utile quand les menstrues sont troublées.

Tout le monde connait la célèbre Eau de mélisse des Carmes, qui possède les propriétés funestes de l'alcool. Il n'est pas rare de voir des personnes, faisant un usage immodéré de cette préparation, douée de propriétés thérapeutiques indiscutables, devenir alcooliques sans s'en douter.

Nous préférons l'emploi du Vin de mélisse. Ce vin est tonique, et s'emploie dans l'épilepsie, les crampes, dans tous les cas où la mélisse est indiquée. On peut en prendre de une à cinq cuillerées à bouche.

Dose. — Thé : 1 à 2 gr. pour une tasse.

Consoude

Symphitum officinale, Grande consoude, Oreilles d'âne ou de vache, Langue de vache, Herbe à la coupure. — Le nom de consoude (consolida), lui vient de ses propriétés de cicatriser, de *consolider* les plaies. C'est un faible astringent, et un bon émollient. Elle s'emploie contre les maladies des voies respiratoires, la toux, la diarrhée, les coliques.

Des linges en toile trempés dans la décoction de cette racine et appliqués sur les plaies, les abcès suppurants, les nettoient et en activent la guérison.

Doses. — Thé : 3 à 6 gr. pour une tasse, que l'on prend par cuillerée à bouche toutes les heures, ou en deux fois, le matin et le soir.
Teinture : 30 à 40 gouttes, 2 ou 3 fois par jour.

Cresson

Nasturtium officinale. — Le cresson entre dans l'alimentation journalière. Il est diurétique, antiscorbutique et dépuratif. C'est un bon stimulant de l'estomac. Il est recommandé aux personnes qui ont des dartres, le scorbut, la teigne. «Le cresson de fontaine, pour la santé du corps », est un dicton populaire à Paris. Les femmes enceintes n'en doivent pas faire usage.

Cumin

Carum carvi, Cumin des prés. — On emploie la semence ; ses propriétés sont celles de l'anis, du fenouil. On l'emploie aussi comme condiment.

Dose. — Thé : 1 à 2 gr. pour une tasse.

Dent de Lion

C'est un aliment et un remède. Il est stomachique, tonique, apéritif et dépuratif. Cette plante entrait dans la composition des sucs d'herbes que les anciens ordonnaient comme cure du printemps.

La salade et la soupe aux dents de lion, sont des aliments dont l'usage est à recommander, et un bon remède pour les personnes qui souffrent de constipation, d'hémorrhoïdes, de maladies de peau, d'hydropisie, de scrofules. Quelques personnes, c'est une exception qui doit être signalée, digèrent mal cet aliment qui leur donne des flatulences, des diarrhées. Elles ne doivent pas persister dans son usage, elles n'en retireraient aucun profit.

L'EAU, remède interne.

Il y a quelques années, un médecin vint nous prier de lui préparer une potion pour une de ses clientes, malade depuis de longs mois : « Elle m'appelle deux fois par jour, nous dit-il, il lui faut toujours un remède nouveau, car elle prétend que tous ceux que nous lui donnons lui font mal. Faites un mélange anodin et vous l'enverrez. » Nous mettons, dans 100 grammes d'eau, 10 gouttes de teinture de citron et nous écrivons sur l'étiquette : « Prendre par cuillerée à café toutes les demi-heures. » Cette potion n'était en réalité que de l'eau presque pure. Le lendemain, le docteur vint nous remercier : « Votre mélange, nous dit-il, a fait merveille et ma malade n'en veut pas d'autre, elle se croit presque guérie. »

Le bon docteur fut fort surpris, quand il vit sur le livre d'ordonnance, la composition de ce remède merveilleux

Quelque temps après, nous le rencontrons, et il nous annonce, en riant, qu'il avait essayé sur d'autres malades notre eau souveraine et qu'elle lui donnait toujours d'excellents résultats.

Nous avons perdu de vue depuis longtemps ce brave docteur, et nous ignorons s'il a continué à formuler en latin ce nouveau mélange. Nous craignons cependant qu'il l'ait abandonné ; il était arrivé à se convaincre que la teinture de citron avait une action curative extraordinaire, et chaque jour il en augmentait la dose, il a dû finir par gâter son eau.

Nous étions convaincu que ces beaux résultats, ne pouvaient trouver leur cause que dans l'imagination des malades. Nous ne connaissions pas l'action curative de la cuillerée d'eau froide prise d'une façon régulière.

« Ma Cure d'eau » fut pour nous une révélation ; Kneipp nous donna l'explication de bien des mystères, qui seraient sans lui restés longtemps inexpliqués.

L'eau froide prise à l'intérieur par cuillerée à bouche ou par cuillerée à café, à des intervalles qui varient suivant les cas, est un remède très actif : 1° dans la constipation, 2° dans les maladies des reins et de la vessie, 3° dans toutes les inflammations du tube digestif. Mais il ne faut pas oublier qu'une grande quantité d'eau prise en une seule fois, n'a plus l'action bienfaisante de l'eau prise par cuillerée à bouche ou par cuillerée à café. Cela est facile à comprendre. Si on verse en une seule fois toute l'eau sur la farine, dont on veut faire un potage, on ne parvient pas à la bien délayer ; elle se prend en masse et nage au milieu du liquide. Il en est de même quand on boit un verre d'eau, d'un seul trait ; il ne se mélange pas au bol alimentaire dont la digestion est arrêtée ou tout au moins retardée. Si au contraire on prend la même quantité d'eau par cuillerée à bouche toutes les demi-heures ou toutes les heures, elle est entièrement absorbée par le contenu de l'estomac ; elle délaye les aliments et les rend plus facilement pénétrables par les sucs gastriques. La digestion stomacale se faisant plus régulièrement, la digestion intestinale devient aussi plus facile. (1)

(1) Beaucoup de personnes rendent après les repas, un liquide acide qui leur brûle l'estomac; C'est la boisson qu'elles ont prise chargée d'acides lactique et chlorhydrique. Qu'elles cessent de boire en mangeant et ces renvois ne se produiront plus.

L'eau agit aussi comme dissolvant. Prise par petites quantités à la fois, elle pénètre dans le sang, qu'elle dilue, elle nettoie les reins et la vessie et élimine par cette voie, les éléments malsains. Il reste à faire connaître son action dans les inflammations internes.

Nous avons eu le douloureux privilège d'être dyspeptique, et c'est sur nous-même que nous avons pu faire les premiers essais. Cette maladie datait de notre enfance et allait toujours en devenant plus grave, malgré, ou plutôt grâce à tous les remèdes et les traitements de la médecine classique. Or, nous avons obtenu, non pas une amélioration, mais la guérison complète par le traitement hydrothérapique interne et externe, par la réforme de notre hygiène alimentaire, en particulier par la suppression de toute boisson aux repas.

Nous lisions dernièrement dans l'ouvrage d'un docteur célèbre, les bons résultats qu'il avait obtenus pour combattre les inflammations internes avec l'infusion de café froide. Chose curieuse, dit-il, l'infusion chaude ne donne aucun résultat, il faut absolument employer le café aussi froid que possible. » Dans des cas analogues, nous avons obtenu les mêmes résultats avec l'eau pure. Nous en avons conclu que les vertus de l'eau froide sont si grandes qu'elles se manifestaient malgré la présence du café.

Quand la muqueuse stomacale est congestionnée, la production des sucs gastriques est exagérée, et la présence d'une trop grande quantité d'acide lactique et chlorhydrique dans l'estomac entretient cette congestion.

Dans la médecine classique, on se contente de traiter l'effet : l'acidité de l'estomac ; mais on est impuissant à détruire la cause : la congestion de la muqueuse. Les poudres et les eaux alcalines saturent l'acide du liquide stomacal et la souffrance diminue ; mais la muqueuse reste congestionnée et les alcalins l'irritent encore davantage. Ces produits semblent combattre le mal, ils ne font en réalité que l'aggraver. L'eau pure et froide supprime la brûlure de l'estomac (pyrosis) plus rapidement que les eaux et les poudres alcalines, et combat par sa fraicheur l'inflammation de la muqueuse. Mais, nous le répétons, il ne faut jamais absorber de trop grandes quantités de liquide à la fois ; un demi-verre d'eau, pris d'un seul trait, exagère le pyrosis au lieu de le calmer.

Quand l'aigreur se manifeste, il faut prendre une cuillerée à bouche d'eau froide toutes les cinq minutes. Lorsque le feu parait se calmer, c'est-à-dire après un quart d'heure ou vingt minutes, on ne prend qu'une cuillerée à bouche tous les quarts d'heures, puis toutes les demi-heures. Un verre d'eau froide pris de la manière que nous venons d'indiquer nous a toujours produit plus d'effet qu'une bouteille entière d'eau de Vals ou de Vichy.

Encens

L'encens est un stimulant au même titre que les résines et les oléo-résines. Il fortifie l'estomac qui le digère très bien, et a une action particulièrement bienfaisante sur les vaisseaux.

On en prend 5 à 6 petits grains de la grosseur d'un pois, dans les 24 heures.

Eufraise

Euphrasia officinalis. Casse-lunettes. — Excellent remède ophtalmique qui épure les yeux et augmente la force visuelle. On fait une infusion avec laquelle on lave les yeux deux ou trois fois par jour, ou on trempe de petits morceaux de linge pour les appliquer la nuit sur les yeux, en les fixant dessus avec un bandeau. C'est aussi un bon remède stomachique, facilitant la digestion et modifiant les sucs gastriques.

Doses. — Thé, 2 à 3 grammes pour une tasse.
Teinture, 15 à 20 gouttes, 3 ou 4 fois par jour.

Fenouil

Le fenouil guérit rapidement les coliques venteuses et les spasmes. Pour cela on fait cuire, pendant cinq ou dix minutes, 2 à 3 grammes de semences de fenouil, dans une tasse de lait, et on donne au malade la potion aussi chaude que possible. Il est bon d'appliquer en même temps sur le bas-ventre des compresses d'eau chaude et de vinaigre, mélangés à parties égales.

La poudre de fenouil, 1 à 2 grammes, semée sur les aliments, chasse les flatulences, les gaz de l'estomac et des régions inférieures. Les vapeurs de fenouil, dirigées sur les yeux, ont une action dépurative fortifiante bien reconnue.

L'huile et la teinture de fenouil se prennent à la dose de 4 à 7 gouttes sur un morceau de sucre, deux fois par jour.

La décoction de fenouil dans de l'eau est un excellent remède ophtalmique. On s'en lave les yeux plusieurs fois par jour, et on met des compresses pendant la nuit.

Fenugrec

Le fenugrec possède des propriétés émollientes, lubrifiantes et aromatiques, qui en font un précieux remède pour combattre toutes les inflammations internes ; bronchites, pneumonie, irritations de la gorge, etc..

On fait bouillir pendant 20 minutes, 5 à 6 grammes de semences de fenugrec dans une tasse d'eau et on boit ce remède par cuillerée à bouche toutes les heures ; on peut également se servir de cette infusion en gargarismes.

On emploie la poudre de fenugrec en cataplasmes, que l'on prépare et que l'on applique comme ceux de farine de lin. Ces cataplasmes s'emploient pour la résolution des tumeurs et des abcès ; ils enlèvent rapidement l'inflammation des ulcères des pieds et des jambes.

Les cataplasmes de fenugrec appliqués à une température voisine de celle du corps nous ont généralement donné de meilleurs résultats que lorsqu'ils étaient appliqués très chauds.

Ce remède est un des plus précieux de la pharmacie Kneipp.

Fleurs de Foin

Nous ne connaissons pas de remède dont l'action bienfaisante puisse être comparée à celle de la fleur de foin.

La fleur de foin ne se prend pas à l'intérieur ; elle sert à des applications diverses que nous allons énumérer.

1° Applications de linges en toile grossière, trempés dans une décoction chaude de fleurs de foin. Une des applications les plus fréquentes est la chemise aux fleurs de foin. On trempe une chemise en toile grossière dans une décoction chaude de fleurs de foin, on tord légèrement ; le malade se revêt de cette chemise, s'enveloppe ensuite dans une couverture de laine et ramène sur lui les couvertures du lit. Il doit rester ainsi une heure à une heure et demie.

2° On fait aussi fréquemment et avec grand

succès, des emmaillotements locaux, avec des linges trempés dans une décoction de fleurs de foin.

3° Les bains complets, les bains de pieds, les bains de vapeur, les applications locales de fleurs de foin sont autant de moyens efficaces qui, entre les mains d'une personne ayant la pratique de la méthode Kneipp, amènent dans bien des cas des résultats rapides et inespérés. On trouvera dans les ouvrages de Kneipp tous les détails pour ces applications diverses. Nous allons essayer de faire comprendre le genre d'action qu'exerce ce remède si salutaire, cela permettra aux malades d'en faire un emploi plus judicieux.

Les applications de fleurs de foin doivent toujours se faire chaudes. Les fleurs de foin dilatent les pores et les vaisseaux, font circuler le sang et pénètrent par absorption dans la circulation. Les éléments malsains, attirés à la surface du corps où se fait l'application, sont éliminés par les pores ouverts. Cette action éliminatrice est si puissante qu'elle se manifeste avec intensité dans les cas de rétention d'urine. Les linges qu'on applique dans la région de la vessie prennent après peu de temps l'odeur carastéristique de l'urine.

Dans les rhumastismes, dans les engorgements et les raideurs des articulations, les maillots locaux de fleurs de foin amènent rapidement l'élimination ou la dissolution des dépôts uriques, cause des souffrances. Les fleurs de foin ont encore une autre action ; elles ramènent la chaleur dans le corps ou les parties du corps, dans lesquels le calorique fait défaut. Dans les empoisonnements du sang, les applications de fleurs de foin ont une vertu souveraine, en portant à son maximum l'élimination par les pores des substances malsaines.

Voici un petit résumé des cas où la fleur de foin est indiquée :

Chemises aux fleurs de foin : rougeole, scarlatine, variole, petite vérole, vaccin, etc..

Maillots divers, compresses : empoisonnement du sang, rhumatismes, goutte, vertiges, refroidissements, abcès, tumeurs, rougeole, maladies éruptives en général, pour débarrasser le sang du poison de la vaccine.

Bains de siège aux fleurs de foin : contre les coliques, les crampes, les règles arrêtées, les tumeurs, les abcès.

Bains de pieds aux fleurs de foin : contre la transpiration et l'odeur fétide des pieds.

Les bains de vapeur locaux aux fleurs de foin, sont un excellent moyen d'élimination.

Fleurs de foin échaudées : Les fleurs de foin sont mises pendant un quart d'heure dans l'eau bouillante ; on les place, aussi chaudes que possible, entre deux linges, et on applique cette compresse sur les parties douloureuses ; on recouvre d'une couverture de laine.

On peut renouveler après une heure ou une heure et demie.

Cette application est excellente dans les crampes d'estomac, les coliques, les douleurs dans les reins, la vessie, le foie.

Il est bon de ne pas oublier, qu'il ne faut jamais faire d'applications de fleurs de foin sur des plaies vives, ou sur des varices, ni à plus forte raison sur des plaies variqueuses.

Fougère mâle

Polypodium filix mas. — Les rhizômes (racines) de fougère mâle, sont un bon remède contre les ascarides et le ténia en particulier. On peut le employer en infusion. L'extrait éthéré de fougère mâle est un remède éprouvé contre le ténia.

Ce rhizôme est doué d'une activité qui varie suivant les lieux où on le récolte ; très actif dans les Vosges, il est presque inactif en Bretagne et en Normandie. Dans le nord de l'Europe, les jeunes pousses de la fougère sont mangées à la façon des asperges.

Dose. — 10 à 15 gr. pour une tasse ; il faut faire bouillir un quart d'heure.

Fraise

Fragaria vesca. — Le fruit du fraisier est ordonné contre les inflammations ou chaleurs internes, contre la gravelle et la pierre. Il est utile dans les maladies du foie.

On peut en prendre jusqu'à un litre par jour, en plusieurs fois.

On prépare aussi avec les feuilles desséchées du fraisier et un peu d'aspérule, une boisson très hygiénique. On peut mélanger le thé ainsi fait avec du lait chaud et un peu de sucre.

Dose. — 6 à 8 gr. pour une tasse.

Genêt

Spartium scoparius. — Les chimistes ont retiré du genêt deux su stances : la scoparine et la spartéine. Ce dernier produit est très employé par la médecine classique dans le traitement des affections du cœur, quand le pouls est faible et irrégulier (arythmique) ; dans les cas d'insuffisance, quand il y a altération des tissus. Le seul écueil, et il a bien sa valeur, c'est que la spartéine est un très violent poison ; c'est pour cela sans doute qu'on l'a préférée à la plante elle-même qui, tout en ayant les mêmes vertus, n'offre aucun danger dans son emploi. Il y a à notre époque d'étranges progrès.

Les branches et les fleurs sont diurétiques, diaphorétiques et légèrement purgatives. Les cendres de genêt, bouillies dans de l'eau, sont un bon remède contre l'hydropisie et les rétentions d'urine.

Les fleurs de genêt étaient employées jadis avec succès contre certains cas d'albuminerie.

Doses. — 1 à 2 gr. par tasse, qu'il faut prendre par cuillerée à bouche toutes les 2 heures.
Teinture : 20 à 30 gouttes, 2 fois par jour.

Genévrier

Juniperus communis. — Les baies de genièvre possèdent des propriétés antiseptiques puissantes. Pour purifier les chambres et les corridors, on projette des baies de genièvre sur des charbons ardents. Les personnes au service de malades atteints de maladies contagieuses feront bien de mâcher souvent des baies de genièvre, 6 à 8 par jour.

Dans l'état de faiblesse de l'estomac, on fera une petite cure de genièvre, en mangeant 4 baies le premier jour, 5 le second, et ainsi de suite, jusqu'à 15 baies. On redescend ensuite l'échelle de la même façon.

La teinture ou extrait de genièvre s'emploie à la dose de 10 à 20 gouttes sur un morceau de sucre, 4 ou 5 fois par jour.

Doses. — Thé, 10 à 15 baies pour une tasse.
Teinture, 20 gouttes à une demi-cuillerée à café, une ou deux fois par jour.

Gentiane

Gentiana lutea. Grande gentiane. Gentiane jaune. — L'extrait ou teinture de gentiane est un cordial de premier ordre, que nous ne saurions assez recommander. On en verse 20 à 30 gouttes dans un verre, qui contient 6 à 8 cuillerées d'eau, et l'on prend journellement ce mélange pendant un temps assez long. L'excellent appétit que l'on ressentira dénotera l'excellence de la digestion. Quand un mets vous appesantit l'estomac, un mélange d'une demi-cuillerée à café de cet extrait dans un demi-verre d'eau chaude mettra fin à l'indisposition. La gentiane soulage aussi les oppressions de l'estomac, (cardialgie). Une cuillerée à café de cet extrait éloigne les malaises et les syncopes ; il éveille, réchauffe et calme.

Doses. — Thé : 1 à 2 gr. dans une tasse d'eau.
Teinture : 20 gouttes à une cuillerée à café, suivant les cas.

Gratte-cul

Rosa canina. Cynobasti. Cynorrodon. — L'usage habituel du thé de gratte-cul est excellent dans la gravelle et la pierre. Il soulage et purifie les reins et la vessie. Il faut en prendre une tasse tous les soirs.

Doses. — Thé : 3 à 6 gr. pour une tasse.
Teinture : 30 gouttes à une demi-cuillerée à café.

Groseiller

Ribes nigrum. Cassis, groseiller noir. — Les feuilles sont employées en infusion ; elles sont toniques, astringentes, diurétiques et sudorifiques. Elles sont indiquées contre l'hydropisie, la gravelle et les diverses formes de rhumatisme.

Dose. — 2 à 3 gr. pour une tasse d'eau.

Gui

Viscum album. — Le thé de gui arrête les hémorrhagies. On peut le mélanger avec une moitié de prêle. Il est aussi recommandé dans les troubles de la circulation du sang.

Dose. — 4 à 5 gr. pour une tasse, que l'on boira dans les 24 heures, ou dans un temps plus court, suivant les cas.

Haricots (cosses)

Les cosses de haricots sont un excellent remède contre l'hydropisie ; contre les inflammations de la vessie, contre la gravelle, la pierre, etc. On fait cuire pendant 3 à 4 heures, 50 à 60 grammes de cosses de haricots, jusqu'à ce qu'on obtienne 1/2 à 3/4 de litre de liquide, que l'on doit boire en plusieurs fois dans la journée.

Hièble

Sambucus ebulus. — Le thé de racines d'hièble évacue avec une efficacité merveilleuse la sérosité chez les hydropiques et nettoie les reins. La même action se produit dans les maladies du bas-ventre, qui proviennent d'humeurs viciées ; elle évacue ces humeurs par les voies urinaires.

Doses. — Thé : 3 à 4 gr. pour une tasse d'eau.
Poudre : 1 à 2 grammes.

Huile d'Amandes

S'emploie à l'intérieur à la dose de trois ou quatre cuillerées à café, dans les engorgements des bronches et de l'estomac, dans l'inflammation pulmonaire.

On l'emploie comme calmant et résolutif pour les bourdonnements, les déchirements, les crampes d'oreilles et la concrétion du cérumen. Il faut introduire 6 à 8 gouttes dans l'oreille et fermer le canal auditif avec du coton. Répéter cette opération pendant 4 ou 5 jours, puis laver l'oreille à l'aide d'une seringue, avec de l'eau tiède.

On oint doucement d'huile d'amandes les enflures accompagnées de grandes inflammations. On se sert encore de cette huile pour les gerçures et pour les plaies provenant d'un long séjour au lit ou de l'équitation.

Huile excrétive

Cette huile a pour but de produire artificiellement une éruption pour attirer au dehors les éléments morbides renfermés dans le corps. On l'emploie dans certains cas concurremment avec la cure d'eau.

Une friction derrière les oreilles avec 2 ou 3 gouttes d'huile excrétive produit une éruption qui fait disparaître les maux de dents.

Cette huile ne s'emploie que pour l'usage externe.

Huile de Girofles

On la recommande pour obtenir l'évacuation des gaz putrides, des sucs et des éléments corrompus de l'estomac.

C'est le meilleur remède que nous connaissions pour calmer les maux de dents. On introduit dans la dent cariée un petit tampon de coton imbibé d'huile de girofles ; on renouvelle toutes les dix minutes jusqu'à disparition de la douleur. Il arrive souvent qu'une seule application suffit pour calmer une violente rage de dents.

Dose. — 4 à 6 gouttes, une ou deux fois par jour.

Huile de Lavande

On emploie l'huile de lavande pour le manque d'appétit, pour les congestions, pour les vertiges et en général pour tous les maux de tête. On obtient les meilleurs succès avec cette huile dans la mélancolie et certaines affections mentales, dues à des gaz qui montent et exercent une funeste influence sur le cerveau.

Dose. — 5 gouttes sur un morceau de sucre, 2 fois par jour.

Lierre Terrestre

Glecoma hederacea. Rodonte. Herbe de St-Jean. — C'est un tonique et un stimulant très utile dans les affections catarrhales des muqueuses, principalement des voies respiratoires. On en fait une infusion dont on prend deux à trois tasses par jour, pure, ou préférablement, coupée avec du lait. L'infusion de lierre terrestre est bonne contre les flueurs blanches, les scrofules. C'est un vermifuge. A l'extérieur on emploie sa décoction en compresses contre les blessures, les abcès, les maux de tête et de dents.

Dose. — 3 à 4 gr. pour une tasse d'eau ou de lait.

Lin

L'usage des graines de lin et des cataplasmes de farine de lin est trop connu pour qu'il soit nécessaire de nous étendre sur ce sujet. C'est un bon remède, mais qui ne peut être comparé au fenugrec, qui s'emploie dans les mêmes cas, mais dont l'action est beaucoup plus grande.

Mauve

Althæa rosea. Passe-rose. Rose d'outremer. Bâton de St-Jacques. — Le thé de fleurs de mauve, surtout de la mauve noire, guérit les affections de la gorge et les engorgements de la poitrine. On mélange ces fleurs avec celles du bouillon-blanc.

Dose. — Thé : 2 à 3 gr. pour une tasse.

Menthe

Mentha piperita et Mentha aquatica. — Le thé de menthe, pris matin et soir (une tasse chaque fois) aide la digestion et rend le visage sain et frais. Il est très utile aux personnes qui ont, pour chaque bagatelle, des battements de cœur, à celles qui souffrent souvent de nausées et de vomissements.

Doses. — Thé : 1 à 2 gr. pour une tasse.
Teinture ou alcool : 4 à 10 gouttes.

Ményanthe

Menyanthes trifoliata. Trèfle d'eau, de marais ou de castor. — Cette plante aide la digestion et facilite la production de bons sucs gastriques. Macérée dans l'eau-de-vie, la ményanthe donne ce qu'on appelle « l'esprit amer, » (bitter geist), qui s'emploie dans le même but, à la dose de 20 gouttes dans un peu d'eau, deux ou trois fois par jour.

Miel

Le miel est résolutif, dépuratif et fortifiant. Il ne faut pas le prendre pur, mais le mélanger à un thé convenable.

Une cuillerée à bouche de miel bouilli dans un quart de litre d'eau, donne un gargarisme très efficace quand on a de la peine à avaler à cause d'un catarrhe ou d'un autre mal pareil.

Ce gargarisme est très actif et très commode, surtout pour les petits enfants, qui peuvent l'avaler sans crainte de se gâter l'estomac.

Millefeuille

Achillea millefolium. Herbe aux charpentiers, aux voituriers, aux militaires, aux coupures.

Sourcil de Vénus. — Cette plante a des propriétés excitantes, toniques, vulnéraires, emmenagogues, antihémorrhoïdales. La décoction concentrée est employée dans certaines contrées, en Italie, contre les fièvres intermittentes. La décoction sert en compresses contre les blessures.

Dose. — Thé : 2 à 3 gr. dans une tasse d'eau, que l'on prend par cuillerée à bouche toutes les deux heures

Mille-Pertuis

Hypericum perforatum. Chasse-diable. Trascalan. Herbe des fées. Herbe de St-Jean (1).—Le thé de mille-pertuis a une action toute spéciale sur le foie et fait évacuer par les urines les substances corrompues. Une pincée d'aloès ajoutée à l'infusion de mille-pertuis en renforce l'efficacité.

Le mille-pertuis guérit les maux de tête quand ceux-ci proviennent d'humeurs, de mucosités ou de gaz accumulés dans la tête.

Doses. — Thé : 2 à 3 gr. pour une tasse d'eau.
Teinture : de 30 gouttes à une demi-cuillerée à café.

Moutarde blanche

Moutarde anglaise. — Les graines, prises à la dose d'une demi-cuillerée à café, produisent dans l'estomac un sentiment de chaleur, qui excite cet organe à remplir ses fonctions. C'est un médicament très anciennement connu, qui était employé par Hippocrate et par Dioscoride. Il est diurétique. Les malades dont l'estomac sécrète beaucoup d'acide, ne devront jamais employer les graines de moutarde qui, en surexcitant l'estomac, augmentent encore cette sécrétion. La moutarde condimentaire se prépare avec la moutarde blanche : on y fait entrer

(1) C'est le Mille-pertuis et non le Lierre terrestre que Mgr Kneipp désigne sous le nom d'Herbe de St-Jean (Joanniskraut).

toute une série d'aromates, qui en exagèrent les propriétés excitantes et en font un produit dont les effets sur l'estomac sont désastreux.

Myrtille

La teinture de myrtille est la première et la plus indispensable de toutes les teintures de la pharmacie de famille.

La diarrhée violente, opiniâtre, accompagnée de souffrances et parfois d'évacuations sanguines, peut être guérie par une cuillerée à café de teinture de myrtille, dans un demi-verre d'eau ou de vin chaud. Au bout de 8 à 10 heures on peut prendre une seconde dose. Si la diarrhée n'est pas coupée, on prend une troisième et même une quatrième fois de ce mélange, en portant à une cuillerée à bouche la dose de teinture de Myrtille. Dans les dysenteries dangereuses, il faut compléter le traitement par des compresses d'eau et de vinaigre sur le ventre.

On fait avec les graines de myrtille, un vin qui est une liqueur agréable et inoffensive, très à la mode dans les pays allemands.

Noyer

Juglans régia. — L'infusion de feuilles de noyer est un bon remède pour le traitement des scrofules, des glandes, des abcès. La décoction s'emploie avec succès, en injections, dans la leucorrhée et les métrites chroniques. Le sirop de brou de noix verte, — brou de noix — au sucre, est un très ancien remède remis en honneurpar Kneipp. Il s'emploie contre l'inappétence, la faiblesse d'estomac, les engorgements, la goutte, la gravelle, la carie des os. C'est un vermifuge.

L'huile de noyer est un bon remède et un excellent aliment. (Voir remèdes composés, p. 81)

Orge

La graine dépouillée de sa balle prend le nom d'orge mondé ; décortiquée, arrondie, blanchie, c'est l'orge perlé. Le malt est de l'orge germée et séchée, telle que l'emploient les brasseurs pour préparer la bière. La germination de l'orge y développe un principe particulier, la diastase, qui favorise la digestion des aliments féculents.

On emploie généralement l'orge mondé ou perlé pour faire les tisanes ; nous préférons l'orge avec sa gousse. La couleur et le goût des deux préparations sont différentes ; celle préparée avec la gousse est plus colorée et renferme des principes sapides que n'a pas l'orge mondé et encore moins l'orge perlé. La tisane d'orge est nourrissante, rafraîchissante et diurétique. On met une poignée d'orge pour un litre d'eau et on réduit à moitié ; il est nécessaire de bien laver l'orge dans de l'eau froide avant de la faire cuire.

Le Malt, c'est-à-dire l'orge germée, s'emploie en tisanes; on peut ajouter une cuillerée à bouche de miel par tasse.

La tisane d'orge et de malt rend de précieux services dans les convalescences, dans les fièvres, dans toutes les inflammations internes. On peut prendre cette tisane chaude ou froide, par cuillerée à bouche, toutes les heures. En ajoutant un ou deux morceaux de bois de réglisse à la décoction d'orge, on en fait une boisson très agréable.

L'infusion de malt s'emploie en lotions et en compresses contre les dartres, la teigne et en général toutes les maladies de la peau.

La température de l'eau destinée à l'infusion de Malt ne doit pas dépasser 50 à 60 degrés, et la durée de l'infusion doit être de 5 à 6 heures.

Ortie

Urtica dioica. Grande Ortie. — Le thé de racines d'ortie est très efficace pour les commencements d'hydropisie, et en général pour débarrasser l'organisme des sucs morbides qu'il fait rejeter principalement par les urines.

Les feuilles d'orties fraiches, préparées à la façon des épinards, constituent un aliment très sain, surtout pour ceux qui ont le sang corrompu.

Quand on souffre de rhumatismes, on peut les guérir facilement, en frappant ou en frottant chaque jour pendant quelques minutes les parties souffrantes avec des orties fraiches.

L'Eau capillaire d'ortie, est un très ancien remède contre la chute des cheveux ; les racines de bardane en augmentent l'efficacité. On prépare une eau et une huile capillaires à l'ortie et à la bardane, qui ont une réelle efficacité. (Voir aux remèdes composés, page 77.)

Dose. — Thé : 5 à 6 gr. de racines d'ortie dans une tasse d'eau, que l'on prend par cuillerée à bouche toutes les deux heures.

Ortie blanche

Lamium album. Ortie morte. — Cette plante n'a de l'ortie ordinaire, (urtica dioica), que la forme des feuilles. C'est un astringent et un bon remède contre la leucorrhée (pertes blanches).

Plantain

Plantago lanceolata. Petit plantain. — Les feuilles fraiches de plantain sont un excellent remède contre les blessures. On froisse la feuille et on introduit le suc directement sur la plaie. On peut encore en imbiber un linge, que l'on applique sur la partie blessée. Si la feuille refuse son suc, on l'applique, après l'avoir froissée, directement sur la plaie, qui ne tarde pas à guérir.

Le thé de feuilles de plantain est un excellent remède contre les engorgements internes.

Dose. — Thé : 2 à 3 gr. dans une tasse d'eau.

Poudre de Charbon

La poudre de charbon de bois remet en état les organes digestifs affaiblis par la maladie ; elle a aussi une efficacité particulière dans les maladies du foie.

Dose. — Une cuillerée à bouche prise en 2 ou 3 fois, dans du lait.

Poudre de Craie

La poudre de craie est un bon reconstituant, indiqué pour ceux qui ont la digestion laborieuse, pour les personnes débiles, pour celles qui ont la chlorose, etc.. Mais la poudre d'os est plus efficace et doit être préférée.

Prêle des champs

Equisetum arvense. Queue de cheval. Queue de renard. — Cette plante médicinale est un des remèdes les plus précieux de la Pharmacie de Kneipp.

A l'extérieur, la décoction de prêle s'emploie en lotions et en compresses pour les plaies anciennes, les ulcères fongueux, même les lésions cancéreuses, jusqu'à la carie des os. Son action est détersive, résolutive et caustique. A l'intérieur, elle s'emploie pour calmer les douleurs de la gravelle et de la pierre et remédier aux embarras des voies urinaires. C'est une très bonne tisane dans les saignements de nez et les vomisseme sanguins. (1) Dans les saignements de nez, il faut aspirer par le nez la décoction de prêle à plusieurs reprises.

Doses. — 1 à 2 gr. de prêle dans une tasse d'eau.
Teinture: 30 gouttes à une cuillerée à café dans les 24 heures.

Primevère

Primula officinalis, Herbe à la paralysie. Herbe de St-Pierre. Fleurs de coucou. Oreille d'ours. Brairette. — La primevère prise journellement, à la dose d'une tasse, est un excellent remède pour combattre le rhumatisme articulaire et la goutte.

Doses — 2 à 3 grammes dans une tasse d'eau.
Teinture : 30 gouttes à une demi-cuillerée à café, 2 fois par jour.

Prunelle

Prunus spinosa. Prunellier. Epine noire. — Les fleurs de prunelle forment un laxatif qui agit tout doucement, sans aucune incommodité, et qui pourtant purge à fond. On fait bouillir pendant une ou deux minutes 2 à 3 grammes de ces fleurs dans une tasse d'eau. On en prend une tasse par jour pendant 3 ou 4 jours.

Pulmonaire

Pulmonaria officinalis. Herbe aux poumons. Herbe au lait de Notre-Dame. Sauge de Jérusalem. — Le mélange de plantain et de pulmonaire, donne une excellente tisane contre la toux, l'enrouement. On en prend deux tasses par jour,

(1) Nous avons vu réussir les infusions de prêle, dans certaines hémorragies que l'ergotine n'avait pu arrêter.

sucrées avec une cuillerée de miel ou coupées avec du lait.

Dose. — 2 à 3 grammes pour une tasse.

Radis

Raphanus sativus. Raifort cultivé ou des Parisiens. — La teinture de radis est antiscorbutique, stomachique. Elle provoque l'expulsion des gaz qui déterminent les flatuosités ou empêche leur accumulation. On en met une cuillerée à café dans une tasse d'eau, que l'on prend par cuillerée à bouche toutes les deux heures.

Renouée

Polygonum aviculare. Trame. Herbe des Saints-Innocents ou à cent nœuds. Aviculare. Centenode. Traînasse. Corrigiole. — Cette plante contient une forte proportion de tannin ; elle est connue pour ses vertus contre les hémorrhagies, la diarrhée. C'est aussi un bon dépuratif. Cette plante est très efficace contre les douleurs de la gravelle ; elle expulse les graviers des reins et de la vessie.

Il faut en prendre deux infusions par jour.

Dose. — La dose pour une tasse est de 1 à 2 grammes, il faut faire bouillir un quart d'heure.

Résine

La résine qui découle du pin ou du sapin fortifie la poitrine et le système vasculaire. Les grains d'encens ont la même vertu.

On en prend 6 à 8 grains par jour.

Romarin

Rosmarinus officinalis. Rose marine. Encensier. — Cette plante est précieuse dans les maladies de cœur. Elle a une action calmante, et provoque une sécrétion abondante par les voies urinaires. Elle rend de grands services dans l'hydropisie en général. C'est aussi un excellent stomachique. Il débarrasse l'estomac des obstructions, remet l'appétit et la digestion. On emploie généralement le thé ou infusion de romarin, ou mieux encore le vin de romarin. On boit chaque jour, matin et soir, 3 à 4 cuillerées de ce vin.

Doses.— Thé: 1 à 2 gr. pour une tasse.
Teinture: 20 gouttes à une demi-cuillerée à café dans les 24 heures.

Ronce

Rubus fructicosus. Ronce noire. Murier des haies. Ronce des bois. Framboisier sauvage. — Les feuilles et les jeunes pousses ont une saveur astringente, due au tannin qu'elles renferment. On les emploie en décoction additionnées de miel pour combattre la stomatite, les aphtes. Cette décoction est aussi utile en injection, pour combattre les flueurs blanches, et à l'intérieur, contre les diarrhées légères.

Dose.— Pour la décoction: 20 à 30 gr. pour un litre d'eau

Rue ou Rhue

Ruta graveolens. Herbe de grâce. — La rue est un tonique analeptique. Elle a une action manifeste dans les congestions, les pesanteurs de tête, les étourdissements et les vertiges, comme aussi dans les difficultés de la respiration, dans les battements de cœur, dans les embarras du bas-ventre.

On emploie le thé, la teinture et l'huile.

On prend une infusion en deux ou trois fois dans la journée, ou 10 à 12 gouttes de teinture ou d'huile sur un morceau de sucre, une ou deux fois au plus dans la journée.

Il est très important de ne pas confondre l'huile ou essence de rue des pharmaciens, avec l'huile de rue de la pharmacie Kneipp. La première est une huile essentielle obtenue par distillation et la deuxième, celle de la pharmacie Kneipp, est le résultat de la macération de la plante dans l'huile.

Ce médicament doit être interdit aux femmes enceintes.

Sanicle

Sanicula europea. — Dorvault nous dit au sujet de cette plante : « On employait jadis les feuilles dans les hémorrhagies, la leucorrhée, la dysenterie, les contusions, les fractures, etc. Inusitée, après avoir eu de l'Ecole de Salerne l'honneur du distique suivant :

« Avec la Sauge et la Sanicle
On fait aux chirurgiens la nicle. »

Kneipp estime, avec raison, que nos ancêtres étaient plus sages que nous en utilisant une plante douée de propriétés aussi réelles. La sanicle est un astringent très efficace contre les hémorrhagies, les diarrhées. On en fait une infusion que l'on prend par cuillerée à bouche toutes les deux heures.

A l'extérieur, la décoction sert au pansement des blessures.

Dose. — 2 à 3 gr. pour une tasse d'eau. Faire bouillir 10 minutes.

Santal

La poudre de santal se mélange au gui, à la dose de 2 à 3 grammes par infusion, et s'emploie dans les mêmes cas.

Sarriette

Satureia hortensis. — L'infusion de sarriette est stomachique, tonique, digestive ; elle combat les coliques et les vertiges. Son huile est employée contre le mal de dents. On fait de légères onctions sur les gencives et on introduit dans la dent gâtée et dans l'oreille un peu de coton imprégné de cette huile. L'huile essentielle de girofle nous a toujours donné, contre les maux de dents, de meilleurs résultats que l'huile de sarriette.

Dose. — Thé : 1 à 2 grammes pour une tasse d'eau.

Sauge

Salvia officinalis. Petite sauge. Thé d'Europe. Thé de la Grèce. Herbe sacrée. — La sauge a une action détersive. Les plaies anciennes et suppurantes, lotionnées avec une décoction de sauge et pansées ensuite, guérissent souvent d'une manière rapide.

Le thé de sauge fait disparaître les engorgements du palais, de la gorge et de l'estomac.

Doses.— Thé : 2 à 3 gr. pour une tasse, que l'on prendra par cuillerée à bouche toutes les deux heures.
Teinture : 20 gouttes à une demi-cuillerée à café.

Semen-contra

Semen contra vermes. Santonicum. Barbotine. Semencine. Graines de zédoaire. Semence sainte. Graine d'Alger. — Kneipp reconnaît les propriétés de la semencine et en conseille l'emploi. On peut la faire prendre en graines, en poudre, en infusion ou en sirop. Sa dose est de 1 à 2 grammes suivant l'âge des enfants. On met la poudre ou les graines dans de la confiture, du miel, des pruneaux. L'infusion se fait à la dose d'un gramme pour 100 grammes d'eau.

Nous préparons, à l'aide des plantes recommandées par Kneipp comme vermifuges, un sirop dont le semen-contra est la base principale. On en donne pendant 4 jours le matin à jeun

Aux enfants de 1 à 2 ans, une cuillerée à café.
» de 2 à 3 ans, 2 » »
» de 3 ans et au dessus, une cuillerée à bouche.

Serpolet

Thymus serpillum. — C'est un aromatique et un excitant. L'infusion est recommandée contre la coqueluche, les toux quinteuses, la grippe.

Dose. — Thé : 2 à 3 gr. pour une tasse d'eau, que l'on prend par cuillerée à café toutes les demi-heures.

Son

Le son contient des principes azotés, des phosphates alcalins, de la caséine (céréaline de Mouries), 3 à 5 % de matières grasses. Il est plus nutritif que la farine elle-même ; il a en outre des propriétés digestives et rafraîchissantes. Sa décoction, 30 grammes par litre d'eau, sucrée avec du miel, donne une boisson très réconfortante pour les malades et les convalescents.

Le monde a souvent une conduite peu raisonnable. Chaque servante jette le son aux porcs et cependant le son renferme plus de substances saines et nutritives que la farine elle-même. Bien autrement intelligente serait la mère de famille qui mettrait en réserve le son, si substantiel et si thérapeutique, pour le faire consommer à ses enfants chétifs.

Rien n'est plus digestif, même pour la nature

la plus faible, qu'une décoction de son, qui est comme l'essence même du grain.

Voici une bonne formule de tisane de son :

Prendre du son de froment ou de seigle, le faire cuire pendant trois quarts d'heure. Exprimer le son, mélanger au liquide un peu de miel et faire cuire pendant un quart d'heure. Il n'y a pas de meilleure boisson pour les enfants et les vieillards.

Souci

Calendula officinalis. Fleurs de tous les mois. Le souci est antiscrofuleux, ophtalmique, emménagogue, anticancéreux.

L'onguent de calendula est souvent employé pour la résolution des tumeurs. On a vanté son emploi contre les cors et les verrues, et nous avons personnellement obtenu quelques résultats dans ces cas.

Une expérience plus complète, nous a fait voir que son action corricide était fort irrégulière, surtout sous forme d'onguent. Les feuilles fraiches, écrasées et appliquées sur les cors, agissent beaucoup mieux.

Le souci étant une plante fort commune, il sera facile à chaçun d'en expérimenter l'efficacité à ce point de vue. Mais le piétinement dans l'eau froide, une à deux minutes chaque jour, fait disparaître les cors d'une façon plus rapide et plus sûre, que tous les onguents fabriqués dans ce but.

Doses. — Thé : 1 à 3 grammes pour une tasse.
Teinture : 20 à 30 gouttes 2 fois par jour.

Sureau

Sambucus nigra. — Les feuilles de sureau sont dépuratives. On peut en prendre au printemps une petite infusion tous les matins, une heure avant le déjeûner. La fleur est également dépurative et sudorifique. La racine est utile aux malades menacés de l'hydropisie. Les baies de sureau ont une très grande valeur. Préparées au miel : *Mellite de sureau*, elles sont d'une grande utilité aux gens qui se donnent peu de mouvement, qui sont condamnés à la vie tranquille et sédentaire. Elles purifient l'estomac, évacuent l'urine et agissent favorablement sur les reins.

Le mellite de sureau est un vieux remède dont on retrouve la formule dans les anciennes pharmacopées. On le remplace aujourd'hui par les iodures qui épuisent et ruinent le corps. Que ceux qui, au printemps et à l'automne, font usage des iodures, essayent de les remplacer par le mellite de sureau. Ils constateront par leur propre expérience, que les vieux remèdes sont plus favorables à la santé que les poisons qui les ont remplacés.

Doses. — Pour les infusions : racines, 2 à 3 gr. pour une tasse : feuilles et fleurs, 1 à 2 gr. pour une tasse.
Mellite de sureau : 2 cuillerées à bouche dans un verre d'eau. — On prend ce mélange par cuillerée à bouche, toutes les deux heures. — Il faut attendre que la digestion des repas soit à peu près terminée, c'est-à-dire 2 à 3 heures. On peut en prendre une heure avant les repas.

Tilleul

Tilia grandifolia et parvifolia. — M. le curé Kneipp a reconnu que les gens de vieille école, qui recueillent encore et emploient les fleurs de tilleul, ont parfaitement raison. Le thé de tilleul a une action diaphorétique (sudorifique) remarquable contre la vieille toux, les engorgements des poumons et des bronches.

Tormentille

Potentilla tormentilla. Blodrot. — C'est un astringent. M. Kneipp conseille contre les vomissements de sang, de boire toutes les vingt minutes d'abord, puis toutes les heures, une cuillerée à bouche de la décoction de racines de tormentille, et les jours suivants, 3 ou 4 cuillerées à bouche par jour, afin d'éviter le retour des hémorrhagies. La tormentille est aussi un bon dépuratif du foie et des poumons ; c'est un préservatif de la jaunisse.

« Là, dit Kneipp, où existe un principe morbide qui provoque la fièvre, il convient de faire usage de la tormentille pour chasser ce principe ; elle aura peu à peu raison de la fièvre, si on absorbe toutes les heures ou toutes les deux heures une cuillerée d'infusion de sa racine, ou si l'on prend, trois ou quatre fois par jour, une pincée de racines pulvérisées, dans un peu d'eau et de vin, ou dans de l'eau sucrée. » Appliquée sous forme de compresses, elle calme les douleurs causées par la goutte. La décoction de racines de tormentille s'emploie en compresses pour le pansement des plaies ; il faut renouveler ces compresses trois ou quatre fois par jour.

Des compresses, trempées dans la décoction préparée avec un mélange (d'eau 2 parties, de vinaigre une partie) sont très efficaces contre les enflures des pieds et des mains.

La tormentille est excellente dans les cas de diarrhée et de selles sanguines. (1)

Doses. — Thé : 3 à 4 gr. dans une tasse d'eau, que l'on boit par cuillerée à bouche toutes les deux heures.
Teinture : 30 gouttes à une demi-cuillerée à café.

(1) Almanach Kneipp 1894, page 81.

Tussilage

Tussilago petasitis et farfara. Pas d'âne. Bechion. Herbe de St-Quirin. — Le tussilage, pris en forme de thé, est un excellent remède béchique, purifiant la poitrine, dégageant les poumons, calmant la toux, soulageant l'asthme, notamment quand il y a prédisposition à la phtisie. Les feuilles de tussilage ont une efficacité toute particulière sur les ulcères des pieds, dont les bords sont d'un bleu noirâtre ; elles dissipent la chaleur et la douleur, et, l'application étant répétée, elles amènent la guérison complète. Elles ont la même action pour le traitement de l'érysipèle et d'autres maladies semblables.

Dose. — Thé : 2 à 3 gr. pour une tasse d'eau.

Valériane

Valériana officinalis. Petite Valériane. Herbe aux chats. — La racine de valériane soulage les maux de tête et fait disparaître les douleurs spasmodiques.

Doses. — Thé : 1 gr. pour une infusion.
Teinture : 15 à 30 gouttes le soir en se couchant.

Verveine des champs.

Verbena officinalis. Herbe à tous les maux. — L'infusion de verveine est un bon vulnéraire. On s'en sert avec succès pour le pansement des plaies et des ulcères. Pour cela on trempe un linge en fil dans l'infusion de feuilles de verveine et on l'applique sur la plaie. On renouvelle 4 ou 5 fois par jour. La verveine est aussi un bon diurétique. Toutes les parties de la plante jouissent des mêmes propriétés ; mais on emploie les feuilles plus particulièrement pour le pansement des plaies et les racines pour l'usage interne.

Doses. — Feuilles : 2 grammes pour une tasse.
Racines : 4 grammes pour une tasse.

Véronique

Véronica officinalis. Thé d'Europe, Herbe aux ladres. — La véronique est stomachique, digestive, tonique et légèrement excitante ; on l'emploie contre la toux, l'asthme, le crachement de sang, la migraine ; elle sert de gargarisme contre les abcès de la bouche et de la gorge.

A l'extérieur, des compresses trempées dans la décoction servent au pansement des blessures et des brûlures.

Dose. — Thé : 1 à 2 gr. pour une tasse. On peut en prendre deux tasses par jour.

Violettes

Viola odorata. — Le thé de feuilles de violettes est un bon remède pour adoucir la toux et résoudre le flegme chez les phtisiques. Cette tisane rend des services pour soulager les maux de tête. En même temps on y trempe un linge et on l'applique sur le front, ou bien on s'en lave la tête, surtout l'occiput. Dans les enflures du cou, l'infusion de feuilles de violettes est un gargarisme éprouvé ; on applique en même temps un maillot, consistant dans un linge imprégné de cette infusion et roulé autour du cou.

Une décoction de ces feuilles, faite dans le vinaigre, sert, sous forme de compresse, à guérir la podagre (goutte aux pieds).

Dose. — 4 à 5 gr. pour une tasse.

MÉDICAMENTS COMPOSÉS

Argile préparée au vinaigre de vin pur

L'argile préparée au vinaigre est employée avec succès par Mgr Kneipp, dans un grand nombre de cas. C'est le meilleur remède contre la piqûre des insectes. On l'applique sur la partie enflée et enflammée. Cette argile absorbe la chaleur, l'enflure diminue, et la douleur avec elle. Quand l'argile est sèche, il faut la remplacer par d'autre toute fraiche. On s'en sert, avec succès, pour guérir des enflures causées par toute autre chose qu'une piqûre d'insecte. (voir page 34)

Argile à la Tormentille.

L'argile préparée à la tormentille est employée en applications sur les plaies, les blessures, les bubons, les grosseurs.

Le mode d'emploi est le même que pour l'argile au vinaigre.

Brou de noix au sucre

C'est un excellent dépuratif qui est employé dans les engorgements, la carie des os, les scrofules, les glandes, la goutte, les abcès, etc.

Il faut en mettre deux cuillerées à café pour les enfants, deux cuillerées à bouche pour les grandes personnes, dans un quart de verre d'eau, et prendre ce mélange en cinq ou six fois, dans l'intervalle des repas. (1)

Elixir stomachique

L'élixir stomachique est une teinture composée, à base d'absinthe, de centaurée, de camomille, etc., qui s'emploie contre les nausées, les aigreurs, l'inappétence, la mauvaise digestion. On en prend 15 à 20 gouttes chaque fois dans un peu d'eau, sucrée ou non sucrée. Si on en met une demi-cuillerée à café dans une tasse d'eau, on aura un excellent remède contre la paresse de l'estomac ; il faudra prendre ce mélange par cuillerée à bouche toutes les heures ou toutes les deux heures.

Emplâtre de Poix de Bourgogne

En application sur le sternum ou entre les deux épaules, il a une efficacité bien connue des médecins contre les douleurs internes de la poitrine et les toux rebelles.

On étend, à l'aide d'un fer à repasser chaud, une petite couche de cet emplâtre sur de la toile ou de la peau fine.

On l'applique sur l'endroit douloureux et on laisse en place huit à dix jours.

Extrait camphré de seigle

M. le curé Kneipp, dans une conférence donnée le 30 Août 1892 à la Wandelbahn à Wœrishofen,

(1) Quand nous disons dans l'intervalle des repas, il faut prendre la première dose le matin à jeun, une heure avant la première collation, la deuxième entre cette collation et le déjeuner de midi, la troisième une heure avant le déjeuner, la quatrième trois heures après, la cinquième une heure avant le diner et s'il en reste une sixième on la prendra trois heures après le repas du soir.

recommande l'extrait camphré de seigle dans les cas de choléra et de cholérine, pour réchauffer l'estomac. Cet extrait se prend par cuillerée à café toutes les demi-heures.

Extrait concentré d'Aloès et d'Absinthe

Pour la guérison des plaies de toute nature

L'absinthe est très anciennement connue pour ses propriétés énergiques dans le traitement des plaies blafardes, sanieuses — chargées de pus — et vermineuses. C'est un antiseptique puissant.

M. Kneipp a fait connaître avec quelle activité l'aloès nettoie les anciens ulcères, les chairs putrides, les cicatrices profondes, avec forte suppuration.

L'extrait concentré d'aloès et d'absinthe a une action supérieure à celle de tous les antiseptiques : sublimé, iodoforme, etc., et n'a aucun des inconvénients que présentent les divers poisons employés aujourd'hui. Non seulement cet extrait détruit tous les germes qui entretiennent la suppuration, mais il a en plus une action excitante, qui amène rapidement la reconstitution des chairs et la formation d'une nouvelle peau.

On met une ou deux cuillerées à bouche, suivant la gravité du mal, dans un demi-litre d'eau, et le remède est prêt.

On lave les plaies avec la mixture ainsi préparée, 2 ou 3 fois par jour, et on panse avec un linge en fil très propre trempé dans cette eau.

Cette eau employée en injections vaginales a produit dans plusieurs cas des résultats inespérés, alors que les solutions de sublimé avaient été inefficaces.

Quelques gouttes d'extrait d'aloès et d'absinthe étendues sur une coupure ou sur une écorchure légère, forment une pellicule qui empêche le contact de l'air et amène une rapide guérison.

Eau capillaire et Huile capillaire d'Ortie et de Bardane

L'eau et l'huile capillaires d'ortie et de bardane s'emploient contre la chute des cheveux et pour leur entretien.

Les maladies qui atteignent le cuir chevelu et les cheveux eux-mêmes sont de cause externe ou de cause interne. Parmi les premières, il faut citer les traumastismes exercés par des frictions irritantes, l'abus des pommades, des cosmétiques, des teintures ; puis, les maladies parasitaires, et en particulier les teignes. Parmi les secondes se rangent presque toutes les maladies cutanées, mais surtout l'eczéma, l'acné, le pytiriasis, le psoriasis, le lichen.

Pour empêcher les maladies du cuir chevelu, il faut couper les cheveux fréquemment et assez près.

Voici le traitement conseillé par M. le curé Kneipp dans les divers cas qui viennent d'être signalés :

Il faut, deux fois par semaine, se laver la tête avec de l'eau chaude et du savon, la sécher avec un linge sec et faire une friction avec l'eau capillaire d'ortie et de bardane. Quand les cheveux sont secs, on les graisse très légèrement avec un peu d'huile capillaire d'ortie et de bardane.

Il est indispensable, pendant l'hiver, de rester dans un appartement chaud, jusqu'à ce que les cheveux soient parfaitement secs.

Pour l'entretien journalier de la chevelure, on se servira — surtout quand les cheveux tombent, ou ne peuvent pas pousser — de l'eau capillaire d'ortie et de barbane.

Quand on a des pellicules ou des éruptions, on emploie l'huile d'ortie et de bardane.

Il est indispensable, dans tous les cas où l'on a affaire à une maladie de cause interne, eczéma, acné, pityriasis, etc., de prendre une infusion par jour de plantes dépuratives et de faire chaque jour une ablution totale du corps. La marche nu-pieds dans l'herbe mouillée et une ou deux affusions supérieures chaque semaine augmenteront beaucoup l'efficacité du traitement.

Quand la tête, dit M. Kneipp, brille comme une boule d'ivoire, les racines des cheveux sont mortes et il n'y a rien à faire.

Fouille-Régulateur

Nous croyons devoir citer ce que M. le curé Kneipp a écrit au sujet de ses deux formules de Fouille-Régulateur :

« Purger, dit-il, n'est pas autre chose à coup sûr, que chercher à déterminer des évacuations alvines plus abondantes, sans endommager la santé et les forces du corps. C'est tout. Mais cet effet ne peut-il pas être obtenu d'une autre manière, d'une manière si simple et si inoffensive, que les remèdes des plantes, au lieu d'attaquer l'estomac, le soutiennent comme de bons amis, lui prêtent leur appui et mettent à sa disposition toutes leurs ressources, afin de lui faire essayer ses propres forces dans l'élaboration des sucs gastriques ?

« Longtemps j'ai cherché parmi les plantes celles qui, tout en agissant très bien isolément, ne portent néanmoins un secours véritable à l'estomac que par l'union de leurs forces, c'est-à-dire les plantes qui, en affaiblissant l'estomac par la résolution et l'évacuation du contenu corrompu, le fortifient en même temps de telle sorte qu'il ne suspende pas un seul moment son travail, qu'il ne fasse même entendre aucun murmure de mécontentement.

« Je crois avoir trouvé ces plantes et la manière de les mélanger. Ce sont deux recettes différentes dont je ne fais pas mystère. Je désire, au contraire, que beaucoup de personnes en fassent usage, pour leur utilité propre et le soulagement des autres.

« Je ne savais quel nom donner à ce médicament, quand un Monsieur, dont il avait remonté et réglé l'horloge stomacale, le baptisa de Fouille-Régulateur. Je n'ai pas à redire à cette dénomination, mais le fait est qu'il a secouru vaillamment des centaines de patients, et j'ai dû le faire voyager souvent, et par quantités notables, jusqu'en Suisse, jusqu'en Hongrie. »

La Première Recette a un effet tonique et purgatif. Son champ d'action est l'estomac et l'intestin. On en prend ordinairement, sous forme de thé, une petite tasse dans la soirée, avant de se mettre au lit. Ce médicament se prend aussi en cachet. Deux cachets représentent une cuillerée à café de la poudre. Ils se prennent avant ou pendant le repas du soir. L'action ne se déclare qu'au bout de 12 à 30 heures. Pour une tasse, il faut faire bouillir une petite cuillerée de Fouille-Régulateur dans de l'eau ordinaire pendant un quart d'heure ; puis on décante et l'on boit chaud ou froid, avec ou sans sucre. La première recette doit être employée quand les fonctions de l'estomac et de l'intestin ont besoin d'être régularisées. (Dyspepsie, inappétence, constipation, etc., etc..)

Les personnes fortes et robustes peuvent prendre, deux jours de suite, une tasse ou 2 cachets de Fouillle-Régulateur. Les personnes faibles prendront un seul cachet ou elles boiront leur unique tasse en deux ou trois jours, à la dose de 4 à 5 cuillerées chaque soir.

La deuxième recette de Fouille-Régulateur a la même action tonique et purgative que la première, mais son champ d'opération est de préférence dans les reins et la vessie. Il chasse les éléments malades par la sécrétion urinaire. Si l'on éprouve des malaises dans l'abdomen, (région de la vessie), une difficulté pour uriner, une inflammation dans la vessie et dans les reins, les symptômes de l'hydropisie, on fait tranquillement usage de la deuxième Recette dont le mode d'emploi est le même que celui de la première.

On peut prendre, si le besoin s'en fait sentir, une ou deux doses de fouille-régulateur par semaine. Mais il ne faut pas oublier, qu'il n'est pas naturel que la nature ait constamment besoin qu'on lui prête assistance, pour accomplir ses fonctions. Il faut arriver le plus rapidement possible à se passer de purgatifs. On obtient ce résultat par l'emploi judicieux de l'eau froide, par la réforme de l'hygiène alimentaire et en particulier par l'usage du pain de son, du malt composé ou du seigle torréfié.

Nous renvoyons pour les règles de l'alimentation, à notre brochure sur l'hygiène alimentaire.

Extrait concentré de Fouille-Régulateur

L'extrait concentré de Fouille-Régulateur rend facile l'emploi de ce médicament, aux personnes qui n'ont pas le temps de préparer des infusions. Une cuillerée à café d'extrait concentré, dans une demi-tasse d'eau, donne une infusion de même force que celle qui est préparée avec une cuillerée à café de Fouille-Régulateur pour tisane.

Les personnes qui ne veulent obtenir qu'un léger effet laxatif, auront un bon résultat en prenant 20 à 30 gouttes d'extrait dans un peu d'eau, immédiatement après les deux principaux repas.

Gouttes de voyage, N° 1.

Elixir d'arnica composé

Cet élixir, appelé par Mgr Kneipp, « Gouttes de voyage, » (1) peut rendre dans bien des circonstances, les plus grands services. Il agit sur le cœur, réchauffe l'estomac. On l'emploie quand le corps, pour l'une ou l'autre cause, se refroidit. Ces précieuses gouttes combattent les évanouissements, les vertiges, les indigestions, les nausées.

Quand on prend ces gouttes plusieurs jours de suite pour combattre un état chronique, les doses et le mode d'emploi sont les mêmes que pour l'élixir stomachique. En cas d'évanouissements, de vertiges, etc., on donne en une seule fois et sans addition d'eau, une cuillerée à café de Gouttes de voyage. Si la persistance du malaise le demande, on peut répéter 4 fois cette dose, à 10 minutes d'intervalle.

Gouttes de voyage N° 2

Elixir de fenouil composé

Cet élixir s'emploie comme le n° 1 et comme l'élixir stomachique. Il a une action particulière sur l'estomac qu'il réchauffe. Il guérit les coliques venteuses, les spasmes, les crampes d'estomac, chasse les gaz, les flatulences.

Huile de Noyer *(huile de noix)*

L'huile de noyer ou de noix est un produit qu'il est fort difficile de se procurer exempt de fraude. Pour avoir de l'huile de noix dont on puisse garantir la pureté, il faut la faire soi-même ou la

(1) Voir l'Almanach Kneipp 1893, page 103.

faire préparer sous ses yeux. Nous connaissons de braves cultivateurs qui, ayant mené les noix de leur récolte chez le fabricant d'huile, en ont rapporté, sans le savoir, un mélange d'huile de noix et d'huile de choux. Le mélange s'était fait pendant une absence, de courte durée cependant, de ces braves gens. Si nous signalons les fraudes qui se font sur cet article, comme sur tant d'autres, hélas ! c'est que l'huile de noix est non seulement un aliment très sain, mais un remède précieux. Il faut donc être absolument assuré de sa pureté.

L'huile de noix s'emploie contre les taches des yeux. On en fait tomber dans les yeux 2 ou 3 gouttes chaque jour.

Elle s'emploie en onction contre les dartres sèches. C'est aussi un remède contre le ténia. Il faut dans ce cas, en prendre tous les matins une à deux cuillerées à bouche.

Dans nos campagnes, quand un enfant ou une grande personne se plaint de coliques, on leur fait prendre une ou deux cuillerées à bouche d'huile de noix et il se produit souvent un soulagement rapide.

Mellite de Sureau

Baies de sureau préparées au miel

C'est un dépuratif excellent qui convient d'une façon particulière, aux personnes qui ont une vie sédentaire. Une ou deux cuillerées dans un verre d'eau, donnent le meilleur breuvage réfrigératif, purifient l'estomac, évacuent l'urine et agissent favorablement sur les reins. Le moyen le plus efficace pour prendre ce remède, est de le boire par cuillerée à bouche toutes les heures ou toutes les deux heures. La dose pour 24 heures est de une à deux cuillerées à bouche dans un verre d'eau.

Onguent de miel et d'absinthe *(pâteux)*

Cet onguent est un excellent remède ophtalmique. Il épure les yeux et fortifie la vue. On en met sous la paupière, une fois par jour, gros comme un grain d'orge. Ce remède est employé avec un grand succès par Mgr Kneipp.

Onguent contre les maladies des yeux

Onguent de miel et d'absinthe (liquide)

Cet onguent est un excellent remède ophtalmique. Il épure les yeux et fortifie la vue.

On mélange une cuillerée à café de cet onguent avec 4 ou 5 cuillerées à bouche d'eau. On se lave les yeux — à l'intérieur et à l'extérieur — 4 ou 5 fois par jour, avec l'eau ainsi préparée.

On emploie, de la même manière et dans les mêmes proportions, une cuillerée à café de teinture par cinq cuillerées d'eau, l'extrait ou teinture d'eufraise.

Onguent d'Arnica

Nous employons souvent l'onguent d'arnica qui nous donne toujours satisfaction.

C'est un bon remède contre toutes les gerçures, contre les plaies accidentelles, les coupures, etc. On fait trois fois par jour une légère onction.

Onguent de Calendula

On emploie cet onguent pour le pansement des plaies et la résolution des tumeurs.

Il faut étendre une légère couche de pommade deux fois par jour et recouvrir d'un linge en fil très propre

Le fromage blanc, l'argile et la prêle donnent, dans le pansement de certaines plaies, des résultats plus prompts et plus réguliers.

Poudre d'Os

Nous avons étudié, dans une précédente brochure, les raisons scientifiques qui nous paraissent devoir expliquer l'action puissante de la Poudre d'Os. Nous avons montré que les solutions de phosphate de chaux avaient une activité infiniment moindre que la Poudre d'Os, parce qu'elles ne contenaient qu'une partie des éléments nécessaires à l'entretien et à la reconstitution de nos os.

En effet, nos os ne sont pas formés que par du phosphate de chaux pur. On y trouve encore du carbonate de chaux, un peu de chlore à l'état soluble, des traces de silice, de fer, des sels de soude. La quantité de silice et de fer est évidemment très petite, surtout si on la compare à la forte proportion de phosphate de chaux (60 p. %). Mais l'importance de ces éléments, silice et fer, au point de vue de la solidité de notre charpente osseuse, ne peut être contestée par personne. Supprimer le sable qui entre dans la composition du mortier et construire un édifice avec des pierres et de la chaux pure, paraîtrait une chose peu sensée. Et cependant c'est ce que l'on fait, quand on remplace la poudre d'os des vieilles pharmacopées, par les solutions de phosphate de chaux.

Nous voudrions, qu'en raison de son importance, cette question fut traitée par des personnes plus autorisées que nous, et se trouvant dans une position en apparence plus désintéressée. Quelques-uns prétendront, (l'expression est triviale, mais rend bien notre pensée), que nous prêchons pour notre saint. Cependant, si les arguments que nous avons donnés sont irréfutables, si des faits nombreux viennent les corroborer, faut-il donc nous taire ? Nous ne le croyons pas. Nous estimons au contraire que notre silence à cet égard serait coupable. Suivant en cela notre maître, Sébastien Kneipp, nous ne faisons point de la poudre d'os un remède secret, nous désirons au contraire, que de nombreux médecins étudient son action thérapeutique et qu'elle reprenne enfin, dans la pharmacie, la place à laquelle ses services lui donnent droit.

Séb. Kneipp dit, en parlant de ses formules de poudre d'os, que bien souvent il a été lui-même surpris par les résultats obtenus. Nous avons éprouvé bien des fois, une semblable impression. Certains malades se sont prêtés avec une grande complaisance à nos essais.

Nous avons pu les peser fréquemment, interrompre le traitement, le reprendre.

Chez la plupart des malades qui se sont prêtés à nos essais, nous avons constaté un arrêt immédiat de l'amaigrissement, et dans la plupart des cas, une augmentation de poids très sensible.

Les nombreuses recherches que nous avons faites sur cette question, nous ont fait découvrir dans un journal scientifique « le Cosmos » la relation d'expériences qui ont été faites sur des animaux à la station de Wisconsin :

« Il ressort d'expériences faites à la station de Wisconsin (États-Unis), que les porcs nourris exclusivement au maïs, ont le squelette petit et peu résistant.

« Pour y remédier, on a fait des essais consistant à ajouter à la ration des cendres de bois dur et de la poudre d'os. Les expériences ont porté sur trois lots de porcs A. B. C. aussi homogènes que possible et nourris exclusivement au maïs. Le premier, A. recevait cette céréale pure ; pour le second, B, on ajoutait à la ration une pincée de poudre d'os par tête ; enfin on ajoutait au maïs du troisième, une petite quantité de cendres de bois.

« Les résultats obtenus sont des plus intéressants et ne se sont pas traduits seulement par une amélioration du squelette, le poids vif a augmenté aussi d'une façon très marquée. En effet, la quantité moyenne de maïs nécessaire pour obtenir 100 kilog. d'augmentation de poids vif a été de 629 kilog. pour le lot A ; elle n'était plus que de 491 kilog. pour le lot C et de 487 kilog. seulement pour le lot B. On voit donc que l'emploi des cendres ou de la poudre d'os a procuré une économie de nourriture variant de 21 à 23 %.

« En ce qui concerne le squelette, on a constaté que la résistance moyenne de l'os de la cuisse à la rupture était de 301 dans le premier cas, de 581 dans le second et de 680 dans le troisième. Les poids moyens des cendres de cet os étaient de 107 gr. pour les porcs nourris au maïs seul ; de 150 gr. 20 pour ceux nourris au maïs additionné de poudre d'os et de 165 gr. 80 pour ceux de la troisième catégorie. »

Si quelque médecin, ou même un agriculteur veut refaire une semblable expérience, nous l'engageons à faire un quatrième lot, auquel il donnera des solutions de phosphate de chaux. Les résultats convaincront les plus incrédules.

La poudre d'os est donc un médicament de premier ordre, un reconstituant complet très facilement assimilable. Par une funeste application du principe : « corpora non agunt nisi soluta, » les médecins contemporains ont abandonné la poudre d'os à cause de son insolubilité. Notre estomac est parfaitement organisé pour dissoudre ces sortes de produits. Le suc gastrique contient de l'acide chlorhydrique et de l'acide lactique qui dissolvent la poudre d'os en donnant naissance à des lacto et à des chlorhydro-phosphates de chaux. Ces sels sont évidemment beaucoup plus assimilables à cause de leur état naissant, que les mêmes produits fabriqués depuis longtemps par l'industrie.

Il est des cas d'atonie du tube digestif qui semblent demander l'emploi de solutions acides. Voici le raisonnement qui est tenu à ce sujet : « Les muqueuses ne sécrétant pas d'acides, l'estomac ne peut dissoudre et par conséquent digérer les phosphates insolubles — la poudre d'os. — En introduisant dans l'estomac de l'acide lactique ou de l'acide chlorhydrique, nous rétablirons le suc gastrique dans son état normal.

Il n'y a qu'une chose à laquelle on ne songe guère quand on tient semblable langage et surtout quand on le met en pratique : c'est que notre estomac n'est pas une cornue, et que les choses ne s'y passent pas tout-à-fait comme dans les expériences de laboratoire.

L'introduction dans l'estomac de tous les produits industriels : — solutions de phosphate de chaux, pepsine, acides divers qui ont pour but de modifier les sucs gastriques, — n'a en réalité d'autres résultats, que de produire une très grande irritation de la muqueuse, et de créer la maladie quand elle n'existe pas. Les expériences du docteur Leven ne peuvent laisser subsister aucun doute sur ce sujet, (voir : *La Névrose, par le docteur Leven*, page 33).

Quand l'estomac ne fonctionne pas ou fonctionne mal, il faut demander sa guérison aux plantes, à l'eau froide, à une hygiène alimentaire convenable ; en un mot, à des moyens naturels qui seuls peuvent combattre la maladie sans détruire l'organe.

La pharmacie Kneipp renferme trois sortes de poudres d'os : la poudre noire, la poudre blanche et la poudre grise.

A. — *Poudre noire*

Elle convient aux convalescents qui ont besoin de se fortifier l'organisme tout entier et aux enfants rachitiques. Le rachitisme est une maladie caractérisée par un trouble général de la nutrition, portant plus particulièrement son action sur le tissu osseux et amenant des déformations particulières du squelette.

B. — *Poudre blanche*

La poudre d'os blanche doit se donner aux personnes débilitées, dans la chlorose, l'anémie. Elle est très utile aux personnes qui digèrent difficilement. Elle convient surtout aux enfants chétifs, malingres, qui, malgré les soins, n'arrivent pas à grandir et à prospérer.

C. — *Poudre grise*

La poudre grise profite surtout aux convalescents et aux tempéraments lymphatiques. On reconnait ces derniers à la blancheur de la peau, à la mollesse des chairs, à la tendance des jambes à se tuméfier le soir, à la facilité avec laquelle se produisent les œdèmes, à la disposition que les ganglions lymphatiques, surtout ceux du cou, ont à s'engorger et à s'abcéder.

La dose de ces poudres est d'une petite mesure deux fois par jour, avant ou pendant les repas. Une seule mesure suffit pour les enfants. (1)

(1) Les boîtes de poudre d'os ont une petite cuillère qui sert de mesure.

Thé des Kneippistes

Pour remplacer le Thé de Chine

Ce thé, préparé avec des feuilles de plantes indigènes recommandées par M. Kneipp : — fraisier, cassis, rosier, — remplace avec grand avantage le thé de Chine. Ses propriétés toniques, rafraîchissantes et digestives, son goût parfait, lui assureraient un succès incontesté, si les plantes qui le fournissent nous venaient de pays très éloignés, au lieu de pousser dans nos jardins et dans nos champs.

La dose moyenne est d'une cuillerée à café par tasse. On fait bouillir une minute, on laisse infuser dix minutes, on passe et on sucre suivant le goût de chacun. On peut mélanger avec du lait.

Thés mélangés

Chacun peut assurément établir, sur les données de M. Kneipp, ou avec l'ouvrage de M. Neuens, un grand nombre de tisanes composées. Mais nous avons constaté bien souvent combien les malades sont embarrassés quand il s'agit de choisir entre différentes plantes qui paraissent avoir des propriétés identiques.

Nous avons pensé leur être utile en préparant, d'après les ouvrages et les discours de M. Kneipp, quelques thés mélangés, pour les maladies les plus fréquentes.

Thé mélangé N° 1

Dépuratif

(Pterocarpus santalinus. Sambucus nigra. Prunus spinosa. Sambucus ebulus).

La dose de ce thé est de deux grammes pour une tasse.

Il est le plus actif des dépuratifs. Il épure le sang et facilite les selles.

On le recommande dans les cas d'éruptions, dans les démangeaisons, contre l'herpès, la goutte, le rhumatisme.

Il faut en faire usage au printemps et à l'automne, à la dose d'une tasse par jour, que l'on prend en trois fois, le matin, à midi et le soir, ou par cuillerée à bouche toutes les deux heures.

Thé mélangé N° 2

Béchique, pectoral.

(Althæa rosea. Verbascum schraderi. Pimp. anisum. Equis. arvense. Tilia grandifolia. Prunus spinosa. Tussilago petasitis. Glecoma hederacea).

La dose de ce thé est de deux grammes pour une tasse.

Ce thé est excellent contre les maladies de la gorge, les catarrhes, les engorgements de la poitrine, la respiration gênée. Il a une action durable et très efficace sur la résolution des glaires.

On en prend une tasse par jour, en trois fois : le matin, à midi et le soir, ou par cuillerée à bouche toutes les deux heures.

Thé mélangé n° 3

Diurétique

(Equis. arvense. Rosa canina, Pterocarpus santalinus. Sambucus ebulus. Urtica dioica. Plantago lanceolata. Viscum album. Rosmarinus officinalis)

La dose de ce thé est de deux grammes pour une tasse.

Ce thé fait disparaître la sérosité chez les hydropiques et nettoie les reins. Il a une action calmante et provoque, dans l'hydropisie du cœur, une sécrétion abondante, par les voies urinaires.

On en prend une infusion par jour, en trois fois : matin, midi et soir, ou par cuillerée à bouche toutes les deux heures.

Thé mélangé n° 4
contre les hémorrhagies.

(Viscum album. Equis. arvense. Pterocarpus sant. Polygonum aviculare. Mentha aquatica.)

On fait une infusion avec une pincée de thé n° 4 (2 gr.) dans une tasse d'eau.

Une tasse, prise par cuillerée à café toutes les deux ou trois minutes, suffit quelquefois pour arrêter une violente hémorrhagie. Si le flux sanguin est peu violent, ou si on veut seulement en prévenir le retour, on se contentera de prendre toutes les deux heures, une ou deux cuillerées à bouche de cette infusion.

Il faut prendre cette infusion froide.

Thé mélangé n° 5
Anti-Goutteux

(Fragaria vesca. Juglans regia. Prunus spinosa. Ruta graveolens. Primula officinalis).

On fait une infusion avec un gramme de thé dans une tasse d'eau. On boit cette tasse par cuillerée à bouche toutes les deux heures, ou en trois fois, une heure avant les repas.

Thé mélangé n° 6
Anti-Nerveux

(Valériana officinalis. Thymus serpillum. Salvia officinalis. Mentha piperita. Tilia europœa).

La dose de ce thé est de un gramme pour une tasse d'eau. Il faut le faire bouillir une minute et infuser 10 minutes.

On en prendra une petite tasse le soir en se couchant, une heure et demie à deux heures après le repas.

Dans le cas de très grande surexcitation nerveuse, on pourra prendre une seconde tasse par cuillerée à bouche toutes les deux heures. Il ne faut prendre de ce thé, que lorsque la digestion des repas est en partie terminée, c'est-à-dire trois heures après un repas un peu copieux ou 1 h. 1/2 après une collation.

Thé mélangé n° 7

Anti-bilieux

(Ruta graveolens, Hypericum perforatum. Achillea millefolium. Equis. arvense. Matricaria camomilla. Erythræa centaurium).

La dose moyenne est de un gramme pour une tasse. Il faut laisser infuser dix minutes dans de l'eau presque bouillante. On prend cette infusion en trois fois : le matin à jeun, une heure avant le repas de midi, une heure avant le repas du soir.

Ce thé est bon contre les maladies du foie, l'inappétence et tous les troubles qui se produisent dans la circulation du sang.

Thé mélangé n° 8

Carminatif. (contre les gaz)

(Pimpinella anisum. Fœniculum officinale. Carum carvi. Melissa officinalis. Angelica sylvestris).

On fait infuser deux grammes de ce thé pendant dix minutes, dans une tasse d'eau ou de lait.

Ce thé est très utile contre les maux de tête, les vertiges, les gaz, les coliques, les crampes, les indigestions.

Il faut le boire chaud, par cuillerée à bouche, toutes les deux heures.

Thé mélangé n° 9

Laxatif

(Genista scoparia. Prunus spinosa. Sambucus nigra).

La dose de ce thé est de deux grammes pour une tasse. Il faut laisser infuser 15 minutes, et sucrer avec une cuillerée à bouche de miel ou de Mellite de Sureau.

On peut prendre cette tasse d'infusion en trois fois : matin, midi et soir, une heure avant les repas, ou, si on le peut, par cuillerée à bouche toutes les heures.

TISANES

dont les recettes ont été publiées par Mgr KNEIPP dans *Mon Testament.*

Tisane A

Ecorce de Chêne, Racine de Tormentille, Bourse à pasteur

Cette tisane s'emploie contre les hémorrhagies en général, et en particulier contre celles que provoque la toux. La dose est de deux à trois grammes pour une tasse. On prend dans les vingt-quatre heures, une ou deux tasses de cette tisane, par cuillerée à bouche, à des intervalles qui varient suivant la gravité de l'hémorrhagie. Faire bouillir cinq minutes et infuser dix minutes.

Tisane B

Baies de genièvre, Prêle, Absinthe.

Cette tisane est bonne pour combattre l'inertie de l'estomac et pour les personnes qui souffrent du foie. La dose est de un à deux grammes pour une tasse, dont on prend trois cuillerées à bouche une heure avant chaque repas. Faire infuser dix minutes.

Tisane C

Hièble, Romarin, Prêle.

Cette tisane est diurétique et rend de grands services dans l'hydropisie. Elle a aussi une action particulière sur l'estomac qu'elle nettoie. La dose est de deux à trois grammes pour une tasse, dont on prend trois à quatre cuillerées une heure au moins avant chaque repas. Faire bouillir cinq minutes et infuser dix minutes.

Tisane D

Sureau, Hièble, Genièvre.

Cette tisane est diurétique et diaphorétique. On l'emploie surtout contre l'hydropisie. La dose est de deux à trois grammes pour une tasse. Faire bouillir cinq minutes et infuser dix minutes.

Tisane E

Genêt, Renouée, Prêle.

Cette tisane est conseillée par Mgr Kneipp contre la pierre et la gravelle. La dose est de un à deux grammes pour une tasse, que l'on prend par cuillerée à bouche toutes les deux heures, ou en trois fois, une heure avant les repas. Faire bouillir cinq minutes et infuser dix minutes.

Tisane F

Petite centaurée, Trèfle d'eau, Genièvre.

Cette tisane est recommandée par Kneipp, aux personnes qui souffrent de l'estomac, à celles qui ont peu d'appétit et qui digèrent difficilement.

La dose est de un à deux grammes pour une tasse, que l'on boit en trois fois une heure avant les repas. Faire infuser dix minutes.

Tisane G

Plantain, Tussilage, Pulmonaire.

Cette tisane s'emploie dans les engorgements des poumons et des voies respiratoires : rhumes, bronchites, catarrhes.

La dose est de deux à trois grammes pour une tasse, que l'on boit par cuillerée à bouche toutes les deux heures, ou en trois fois une heure au moins avant les repas. On peut sucrer avec une cuillerée à bouche de miel. Faire infuser dix minutes.

Tisane H

Ortie commune, Ortie blanche, Mauve.

Cette tisane est recommandée contre les affections des voies respiratoires. L'ortie blanche est un excellent remède contre la leucorrhée, et les deux espèces d'ortie sont des hémostatiques des plus efficaces.

La dose est de deux à trois grammes pour une tasse, que l'on prend en trois fois, une heure au moins avant les repas. Faire infuser dix minutes.

Tisane I

Violette, Millepertuis, Cresson.

Le cresson a des propriétés diurétiques et antiscorbutiques ; le millepertuis est un balsamique, stimulant, très utile dans le catarrhe pulmonaire chronique ; les violettes sont béchiques, pectorales, émollientes. Le mélange de ces trois plantes s'emploie dans les affections des bronches et des poumons.

La dose est de deux à trois grammes pour une tasse, que l'on prend par cuillerée à bouche toutes les deux heures, ou en trois fois, une heure au moins avant les repas. Faire infuser dix minutes.

Tisane J

Angélique, Fenouil, Eufraise.

Cette tisane est très bonne pour l'estomac qu'elle réchauffe et dont elle chasse les gaz. Elle est très efficace contre les coliques amenées par des éléments malsains ou par des gaz.

La dose est de un à deux grammes pour une tasse, que l'on prend chaude en deux ou trois portions dans la journée. Faire infuser dix minutes.

Tisane K

Gratte-cul, Paille d'Avoine.

Cette tisane est recommandée aux personnes qui souffrent des reins et de la vessie. C'est un bon remède contre la gravelle.

La dose est de trois à quatre grammes pour une tasse, que l'on boit en trois portions une heure au moins avant les repas, ou en une seule fois, le soir en se couchant. Faire bouillir cinq minutes et infuser dix minutes.

Tisane L

Rue, Boucage, Ansérine.

Cette tisane est ordonnée par Mgr Kneipp pour les maladies du cœur et des voies respiratoires, contre les pesanteurs de la tête, les étourdissements, les difficultés de la respiration.

La dose est de un à deux grammes pour une tasse, dont on prend deux cuillerées une heure ou deux avant les repas. Faire infuser dix minutes.

Tisane M

Bouillon-blanc, Sureau, Tilleul.

Cette tisane est sudorifique. Elle s'emploie contre les vieilles toux, les catarrhes, les engorgements de la poitrine.

La dose est de deux à trois grammes pour une tasse. On prend deux tasses par jour, loin des repas. On peut sucrer avec du miel. Il faut prendre cette tisane chaude. Faire infuser dix minutes.

Tisane N

Prunellier, Eufraise.

Cette tisane est employée contre la constipation.

La dose est de trois à quatre grammes pour une tasse, que l'on prend par cuillerée à bouche toutes les heures, ou en trois fois une heure au moins avant les repas. Faire bouillir cinq minutes, infuser dix minutes.

Tisane O

Véronique, Valériane.

Cette tisane s'emploie contre les vertiges, les états de congestion, les battements de cœur, la mélancolie.

La dose est de un à deux grammes pour une tasse, que l'on prend en trois fois une heure au moins avant les repas, ou le soir en se couchant. Faire bouillir cinq minutes, infuser dix minutes.

Tisane P

Menthe, Bouillon-blanc, Tilleul.

Cette tisane est ordonnée par Mgr Kneipp, contre les coliques et les refroidissements violents.

La dose est de deux à trois grammes pour une tasse, que l'on prend chaude en une seule fois. On peut prendre deux tasses dans une journée. Faire infuser dix minutes.

Tisane Q

Santal, Gui

Cette tisane est ordonneé par Mgr Kneipp contre

BIBLIOTHÈQUE NATIONALE R.F.

les hémorrhagies des poumons, de l'estomac, de l'utérus.

La dose est de quatre à cinq grammes pour une tasse. On en prend une cuillerée à café toutes les deux minutes, jusqu'à ce que l'hémorrhagie soit arrêtée. Quand le flux sanguin est peu violent, ou pour en prévenir le retour, on prend deux cuillerées à bouche de cette tisane toutes les deux heures. Faire bouillir cinq minutes et infuser dix minutes.

Tisane R

Fenouil, Ansérine, Rue.

Cette tisane est bonne contre les états spasmodiques, contre les vertiges. Elle chasse les gaz et réchauffe.

La dose est de un à deux grammes pour une tasse, que l'on prend chaude en trois portions une heure avant les repas, ou par cuillerée à bouche toutes les deux heures. Faire infuser dix minutes.

Tisane S

Primevère, Absinthe.

Cette tisane est recommandée par Mgr Kneipp contre la migraine. Elle est bonne aussi pour les goutteux.

La dose est de un à deux grammes pour une tasse, dont on prend trois cuillerées à bouche une heure avant les repas. Faire infuser dix minutes.

Tisane T

Sauge, Romarin, Millefeuille, Prêle, Genièvre, Plantain, Ortie, Millepertuis, Absinthe, Petite Centaurée.

Cette tisane est un excellent dépuratif. Mgr Kneipp la recommande beaucoup aux personnes sujettes aux éruptions.

La dose est de deux à trois grammes pour une

tasse, que l'on prend en trois portions, une heure au moins avant les repas, ou trois heures après.

Tisane U

Feaugrec, Plantain, Fenouil.

Cette tisane est bonne contre les maladies de la gorge, des poumons et les engorgements des voies respiratoires.

La dose est de deux à trois grammes pour une tasse, que l'on prend par cuillerée à bouche toutes les deux heures. Faire bouillir cinq minutes et infuser dix minutes.

Tisane Y

Feaugrec, Sauge, Prêle.

Cette tisane s'emploie en gargarisme dans toutes les maladies de la gorge.

La dose est de trois à quatre grammes pour une tasse. Faire bouillir cinq minutes et infuser dix minutes.

Vin d'Absinthe

Le vin d'absinthe se prépare en mettant 50 grammes d'absinthe dans un litre de vin blanc, après huit ou dix jours, le vin est prêt et n'a plus qu'à être filtré. La dose est de une à trois cuillerées à bouche, dans les 24 heures. Les propriétés sont celles de l'absinthe.

Vin d'Aspérule

Le vin d'aspérule peut se préparer à chaud par infusion, ou à froid par macération.

Le vin d'aspérule est un bon dépuratif. La dose est de une à trois cuillerées en 24 heures.

Vin de Myrtilles

Le vin de myrtilles au frontignan muscat est

en grand honneur en Allemagne. C'est un bon médicament contre la cholérine, les crampes d'estomac, les vomissements. Il est bon d'en faire usage à l'époque des grandes chaleurs et des épidémies de cholérine. La dose est d'un verre à liqueur après les repas. Bien que la dose d'alcool soit faible (14°), ce vin ne convient pas aux dyspeptiques, aux névrosés, aux anémiques, à tous ceux auxquels l'usage des vins est défendu. — L'interdiction qui existe dans ces cas pour les vins de table, subsiste à plus forte raison pour les vins médicinaux. C'est un fait sur lequel nous insistons, car il a été fort peu compris des médecins, qui font prendre à leurs pauvres malades dyspeptiques, névrosés, etc., des élixirs et des vins, dont l'effet le plus certain est d'empêcher ou tout au moins de retarder la guérison.

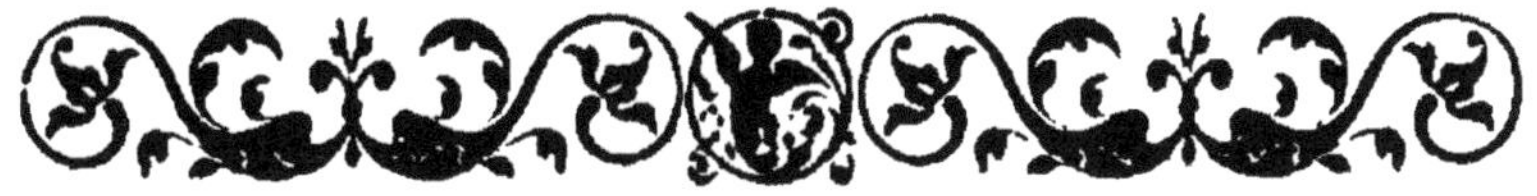

INSTRUCTIONS
COMPLÉMENTAIRES
pour l'emploi rationnel
de la Méthode hydrothérapique Kneipp.

De tous les Pays de France, on nous écrit pour nous demander des renseignements sur les applications diverses de la méthode Kneipp.

Cette volumineuse correspondance nous a montré combien, en général, on connaissait peu ou mal les principes les plus importants de la Méthode.

Des erreurs de tous genres se commettent journellement. On fait des applications froides quand elles doivent être chaudes, ou on leur donne une durée exagérée. On fait des applications journalières trop fréquentes, qui fatiguent les malades et leur font prendre la cure d'eau en horreur ; ou bien, on se sert de l'eau avec une crainte exagérée, et, par la réaction poussée trop loin, on détruit tout le bien produit. etc., etc..

Nous ne parlons pas des hydropathes de conversion récente, qui, avant d'apprendre, veulent corriger ; ils ne paraissent pas se douter, ces réformateurs, que Kneipp a passé trente ans de sa vie à modifier, à perfectionner son système, pour l'amener à l'état parfait qu'il a atteint aujourd'hui.

Il nous a paru utile de condenser en quelques pages, les règles principales établies par Kneipp et dont il ne faut jamais s'écarter, si l'on veut éviter toutes causes d'accident, et obtenir les résultats que des applications, faites d'une manière rationnelle, peuvent seules donner.

Ce n'est pas un guide pour la manière de pratiquer les applications d'eau, que nous publions ici, (1) mais seulement quelques indications spéciales, des conseils particuliers que M. l'abbé Kneipp a donnés dans ses ouvrages, dans ses conférences, etc., sur les diverses applications de sa Méthode.

RÈGLES GÉNÉRALES

Lorsqu'on a le plus de chaleur naturelle et qu'on est en forte transpiration — sans être essoufflé par la marche — on est le mieux disposé à prendre une affusion ou un bain froid.

Celui qui est sous l'impression du froid doit se garder de faire aucune application froide.

Si l'on n'a que les mains ou les pieds froids, cela n'est pas un empêchement aux applications d'eau. Cependant pour l'application des maillots, il faut que tout le corps, sans en excepter les mains et les pieds, soit également réchauffé.

Le corps ne doit point se refroidir, ni avant ni après le traitement ; il faut donc se déshabiller et s'habiller le plus promptement possible.

Il ne faut pas oublier que la chaleur du corps doit toujours être supérieure aux effets produits par l'eau. La durée des applications doit être proportionnée à la quantité de chaleur naturelle que l'on possède.

Il est mieux de ne pas s'essuyer après l'emploi de l'eau.

Si l'on prend aussitôt après une ablution, une chemise de lin grossier et ensuite les vêtements, et que l'on fasse

(1) Le *Manuel* de M. l'abbé Neuens et les *Courtes Instructions* de Geromiller, sont des guides excellents pour les applications d'eau.

une réaction suffisante, on est assuré de ne se faire jamais aucun mal.

La meilleure réaction est celle qui permet à toutes les parties du corps, d'entrer en activité. (1)

Kneipp attribue peu de valeur, au point de vue de la réaction, aux exercices de gymnastique et aux trop longues promenades, parce que ces exercices n'atteignent pas toutes les parties du corps.

Le mouvement doit être continué jusqu'à ce qu'on soit entièrement sec, et également réchauffé dans tout le corps.

La plus courte durée de la réaction est de un quart d'heure.

Si on a commis des imprudences dans les applications, en exagérant par exemple leur durée, si on a fait une réaction insuffisante, le corps peut éprouver la sensation du froid après plusieurs heures. Il est dans ce cas de toute nécessité de ramener la chaleur par un mouvement énergique.

Plus l'eau est froide, plus elle est efficace.

Les ablutions, les bains chauds, amollissent : froids, ils rendent forts et gais.

L'eau chaude est cependant employée comme moyen préparatoire et dans quelques cas particuliers. L'eau chaude permet d'augmenter artificiellement la chaleur du corps et d'arriver ensuite à une action curative plus énergique par l'eau froide.

Le moment le plus favorable pour les applications, c'est la nuit, après le premier sommeil.

On peut aussi faire des applications pendant la journée, mais il faut attendre que la digestion soit en partie terminée, deux ou trois heures en moyenne après les repas.

(1) L'hiver, ou quand il pleut, on fait une excellente réaction en frottant un parquet, à l'aide d'une brosse à pied (galère), et ses meubles avec un linge. Il faut alterner ces opérations toutes les 2 ou 3 minutes.

Bêcher une petite plate-bande de jardin est un bon moyen de réaction pour l'été.

Les applications faites le soir en se couchant ne font du bien qu'à ceux qu'elles n'empêchent pas de dormir.

Endurcissement. — Pour se préserver des maladies il faut endurcir son corps. On obtient cet endurcissement par une manière raisonnable de se vêtir et de se nourrir, par l'emploi de l'eau froide et par la marche pieds-nus.

L'endurcissement ne doit jamais se faire d'un seul coup, mais d'une façon progressive.

Traitement. — Tous ceux qui commencent le traitement par l'eau, surtout quand ils sont très affaiblis, doivent s'attendre à une grande lutte. Ce n'est qu'après des attaques réitérées contre les principes mauvais qui se trouvent dans le corps, qu'on parvient à les dissoudre et à les expulser.

Il n'est pas rare que dans le commencement de l'emploi de l'eau, le mal empire ; la maladie se défend et ne peut être éloignée que par une opposition continuelle. L'essentiel est de ne pas commencer trop fougueusement le traitement et de garder une juste mesure. On obtient parfois les meilleurs résultats par les traitements les plus simples et les plus faciles.

Si le malade se plaint de différents maux on ne prescrit pas un traitement particulier pour chaque infirmité, mais on traite le corps tout entier.

Souvent on résiste plus énergiquement à une maladie en l'attaquant par la partie opposée.

Ablutions ou Lotions. — L'ablution avec de l'eau froide est un traitement que chacun peut faire soi-même.

On se lave journellement le visage et les mains, et on se trouve à l'aise : pourquoi le reste du corps serait-il privé de ce bienfait ?

Celui qui n'a ni le temps ni l'occasion de se faire donner une affusion peut s'en tenir à l'ablution.

Il ne faut pas laver qu'une seule partie du corps, toujours la même, la poitrine par exemple, car il se développe toujours plus de chaleur là où l'ablution se fait, et le sang y affluerait en trop grande quantité.

Quand le malade est très faible et pauvre de sang, il faut faire les ablutions avec de l'eau contenant un quart de vinaigre.

La meilleure manière de faire les ablutions est de se servir d'un linge en toile grossière plié en deux ; l'usage d'une éponge n'est pas à recommander.

L'ablution ou lotion totale doit se faire dans l'ordre suivant : le cou, la poitrine, le ventre, le dos, les bras, les jambes et les pieds.
Cela doit être fait en une minute, au plus deux minutes.

Affusions. — Les affusions doivent se commencer par le côté droit, afin que le cœur ne soit pas trop soudainement saisi.

L'affusion de la tête demande de grandes précautions, et ne doit être donnée que par un habile doucheur. Si on ne veut pas s'exposer à un refroidissement et à un rhumatisme de tête, il faut avoir soin de bien s'essuyer la tête avant de s'exposer à l'air froid.

Bains. — Le bain en plein air, dans une rivière, vaut mieux que le bain pris dans une chambre. Mais lorsque vous prenez le bain en plein air, dépêchez-vous autant que possible.

Les bains froids sont très fortifiants et produisent leur meilleur effet quand ils ne durent pas plus de 5 à 6 secondes.

Il suffit de se baigner de temps à autre, mais non pas chaque jour, et de se faire une ablution totale de temps en temps. Deux ou trois bains par semaine sont assez quand on a une bonne chaleur naturelle et que l'on digère bien. (1)

Le bain quotidien (3 secondes), est cependant recommandé par Kneipp pour les petits enfants.

Quand la circulation est troublée, il n'est pas à conseiller de prendre des bains entiers.

Le demi-bain est d'un emploi facile, et son effet se fait sentir à tout le corps, bien qu'il ne soit appliqué qu'aux parties inférieures.

La durée du demi-bain, pris dans une baignoire, est de 4 secondes ; pris dans une eau courante, il peut durer 10 secondes.

Bains de siège. — Un ou deux bains de siège par semaine, combinés avec d'autres applications d'eau, sont très recommandables ; mais employés seuls, pendant trois semaines par exemple, ils ne pourraient être que défavorables.

Maillots. — La toile employée pour les maillots doit être grossière. Plus elle est grosse, plus elle est poreuse, et mieux la vapeur pourra la pénétrer. C'est parce qu'elle n'est pas assez poreuse, que la toile a perdu sa bonne renommée parmi le peuple, et surtout dans les classes élevées de la société. Il faut que la toile ne soit pas trop apprêtée, car l'apprêt l'empêcherait de bien s'ajuster au corps. (2)

La toile doit être plongée dans le liquide, puis tordue jusqu'à ce qu'elle ne dégoutte plus.

L'eau froide est la meilleure, l'eau tiède est celle qui

(1) Quand les maillots sont faits en toile neuve, il faut les faire fortement lessiver avant de s'en servir.

(2) Cette prescription de Kneipp ne s'entend que pour l'état de santé. Des applications plus nombreuses sont nécessaires quand on veut combattre une maladie.

A Wœrishofen, on fait généralement une application le matin et une le soir.

vaut le moins, l'eau chaude peut servir d'intermédiaire pour arriver à l'eau froide.

Les maillots trempés dans la décoction de fleurs de foin et de paille d'avoine, font exception à cette règle et sont toujours appliqués chauds.

Les maillots peuvent être trempés dans de l'eau salée ou vinaigrée ; ils développent alors plus de chaleur, excitent la peau, et ouvrent fortement les pores.

Pendant l'application du maillot, il faut rester tout-à-fait tranquille, et ne pas changer la position du corps.

Il ne faut ni causer, ni manger, ni boire, parce que le mouvement introduirait de l'air, et par là nuirait à l'application.

Si on s'endort pendant l'application, qu'on ne s'en inquiète pas, même si le temps prescrit pour l'application a été dépassé ; mais en se réveillant, il faut ôter immédiatement le maillot, pourvu qu'on y soit resté une demi-heure.

La durée de l'application varie de demi-heure à deux heures selon la force des sujets.

Une personne faible et maigre le gardera moins longtemps qu'une personne forte et grasse.

Les grands maillots ne doivent pas être employés plus de 2 fois par semaine : En général, un maillot par semaine suffit ; cependant une personne ayant une embonpoint exagéré peut en faire 3 applications.

On ne doit pas appliquer de maillots à des personnes très maigres et pauvres de sang ; cela les affaiblirait. Mais on peut très bien emmailloter les enfants et des vieillards encore vigoureux.

Après le maillot, on doit rester au lit un quart d'heure ou demi-heure, ou bien faire une promenade.

Lorsqu'on sue dans un maillot, l'effet n'est pas favorable. Si la transpiration a été forte, il faut faire une ablution ou prendre un bain, car un excès de chaleur débilite trop. Mais en dehors de ce cas, il ne faut jamais faire d'ablutions, ni prendre de bains après les maillots.

Dans les emmaillotements froids, quand le linge devient très chaud, il est de toute nécessité de le rafraîchir, en le trempant de nouveau dans l'eau froide. Il faut faire cette opération toutes les demi-heures ou tous les trois quarts d'heure, suivant le degré de chaleur naturelle des malades.

Bains de vapeur. — Tous les bains de vapeur de Kneipp, sont des bains partiels ; ils n'en agissent pas moins sur toute l'économie.

Il est rare qu'un bain de vapeur constitue à lui seul un traitement ; son rôle est surtout de préparer la voie aux applications d'eau froide.

Les bains de vapeur doivent toujours être suivis d'applications d'eau froide : ablution, affusion ou bain froid.

La durée d'un bain de vapeur est de 15 à 25 minutes.

Pendant le bain de vapeur de la tête, on doit avoir la bouche et les yeux ouverts.

En règle générale, il ne faut pas prendre plus de 2 bains de vapeur par semaine. Dans les cas très rares, où des éliminations et des résolutions abondantes sont nécessaires, on pourra prendre un bain de vapeur tous les deux jours, mais il faut alors en réduire la durée, qui ne doit pas dépasser 15 à 20 minutes.

L'eau bouillante d'un bain de vapeur doit être renouvelée toutes les 5 ou 6 minutes, si on veut en obtenir le plus grand effet.

Le bain de vapeur du siège ne se fait jamais avec de

l'eau pure. On doit toujours mélanger à l'eau, des herbes : fleurs de foin, paille d'avoine, prêle.

Les bains de vapeur ou fumigations, qui doivent être aspirés pour agir à l'intérieur, ou qui sont destinés aux yeux ou aux oreilles, doivent être pris à une température modérée.

TABLEAU DES ABRÉVIATIONS
Employées par les Médecins Hydropathes dans leurs ordonnances.

Langue Allemande

O.	— *Oberguss*	Affusion supérieure.
S.	— *Schenkelguss*	» inférieure.
R.	— *Rückenguss*	» dorsale.
Kn.	— *Knieguss*	» des genoux
Kf.	— *Kopfguss*	» de la tête.
V.	— *Vollguss*	» totale.
Bl.	— *Blitzguss*	Douche fulgurante.
Gw.	— *Ganzwachung*	Ablution totale,
Okw	— *Oberkorperwaschg*	» du haut du corps.
H.	— *Halbbad*	Demi-bain.
Wg.	— *Wassergehen*	Marche dans l'eau.
Bfg.	— *Baarfussgehen*	Marche nu-pieds.
KW.	— *Kuzer Wickel*	Demi-maillot.
SpM.	— *Spanischen Mantel*	Manteau espagnol.
UA.	— *Unteraufschlager*	Compresse inférieure.
OA.	— *Oberaufschlager*	» supérieure.
Hhd.	— *Heublumenhemd*	Chemise trempée dans une décoction de fleurs de foin.
Shd.	— *Salzhemd*	Chemise trempée dans l'eau salée.
Nhd.	— *Nasses Hemd*	Chemise mouillée.

Langue Française

I. Affusions.

S. — affusion supérieure.
G. — » des genoux.
J. — » des jambes.
D. — » dorsale.
T. — » totale.
F. — » fulgurante.
A. — » antérieure.

II. Bains

BP. — bains des pieds.
1/2 B.— demi bain.
B.Sg. — bain de siège.
Bt. — bain total.

III. Moyens d'endurcissement.

np. — nu-pieds.
mfd. — marcher dans l'eau froide.
mh. — marcher dans l'herbe.

mdl. — marcher sur des dalles mouillées.
m.ng. — marcher dans la neige.
Ah. — ablution du haut du corps.
At. — Ablution totale.

IV. Compresses.

Cv. — Compresse du bas-ventre.
Ca. — Compresse antérieure
Cd. — » dorsale.

V. Maillots

Mt. — maillot total.
Mg. — grand maillot.
Mp. — petit maillot,
MT. — maillot de la tête.
MC. — » du cou.
MP. — » des pieds.

VI. Vapeurs.

VT. — vapeur de la tête.
VP. — » des pieds.
Vchp. — » à la chaise percée.

VII. Autres abréviations

Ch. — chemise mouillée.
Chs. — chemise à l'eau salée
Chff. — chemise aux fleurs de foin.
fd. — froid.
chd. — chaud.
p. s. — par semaine.
j. — journellement.
' — minute.
'' — seconde.
h. — heure.
1 f. — 1 fois.
3 f. — 3 fois, etc.
R. — Réaumur.
° — degré de chaleur.

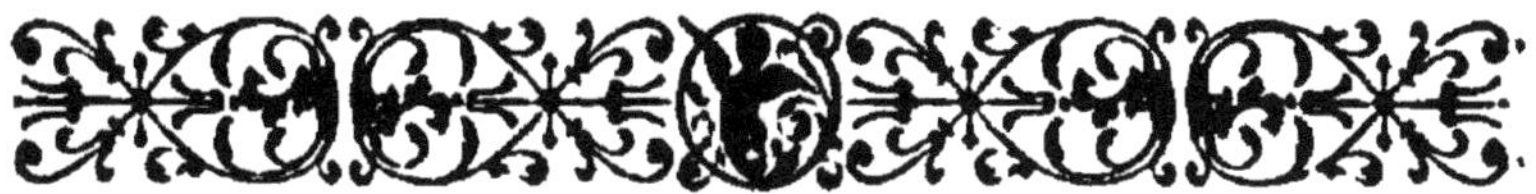

LA
RÉFORME PANAIRE

De toutes les réformes nécessaires, celle du pain est assurément une des plus importantes. Il y a treize ans, en 1883, nous fîmes en collaboration avec un de nos confrères une longue étude sur cette question. De nombreuses analyses d'urine, au point de vue des phosphates et de l'urée, furent exécutées afin de nous rendre compte du degré d'assimilation des principes contenus dans le son. Les conclusions de ce travail furent publiées dans un journal de Lyon, et reproduites par un journal scientifique de Paris. Cette étude avait pour titre : *Tout au pétrin*. Nos conclusions étaient en tous points conformes aux prescriptions de l'abbé Kneipp. Nous avions essayé à cette époque de décider quelques boulangers à faire du pain naturel. Ils nous avaient répondu : « Il est impossible de se procurer des farines faites avec le grain entier. » De leur côté, les meuniers déclaraient que ces sortes de farines n'étant jamais demandées, ils ne pouvaient en fabriquer et que d'ailleurs les anciens moulins à pierre pouvaient seuls faire ce travail.

Nous ne connaissions à cette époque, aucun propriétaire de moulin en pierre. L'effort que nous avions tenté pour ramener notre génération à l'usage du bon pain noir, fut donc inutile.

De son côté, M. A. Burger publiait, en 1884, une étude sur le pain, dans laquelle il examinait les causes qui avaient pu faire abandonner le pain bis de ménage pour le pain blanc de boulanger. Il fit une longue enquête à ce sujet. Nous ne résistons pas au désir d'en publier quelques extraits.

Déclaration d'un cultivateur de la commune de Vaucourtois (La Brie).

« Le pain de boulanger, quand il est bien fait, est agréable à manger le premier jour, mais le lendemain et le surlendemain il est sec, sans goût et désagréable ; il faut quelque chose avec. Pendant les gros travaux de la campagne, nous ne cuisons pas pour épargner le temps et nous allons au boulanger. Nous consommons alors davantage de pain, et sans être aussi bien nourris.

« Le grand défaut du pain de boulanger est de n'être pas assez cuit, il n'est que saisi ; souvent il n'a que l'apparence de la cuisson ; la mie est pâteuse à la main, on la repétrirait ; on s'étouffe en la mangeant ; cela reste sur l'estomac. On a beau se plaindre, on n'y gagne rien. On est mieux servi un moment, puis ça recommence. Les boulangers ont un trop grand intérêt pour ne pas nous écouter ; leur bénéfice est clair. Le pain qui n'est pas cuit pèse plus que le pain qui est bien cuit. Je n'exagère pas trop en disant qu'ils gagnent bien une livre par six livres de pain.

« Ils mettent du sel dans la pâte pour la faire boursoufler ; de là ces cavités énormes que l'on trouve quelquefois dans leur pain, puis ils fouettent trop la pâte..... Enfin, ils ont une manière de faire qui n'est pas la nôtre.

« *Je m'étonne qu'on ne les surveille pas.*

« On est tellement ennuyé de toutes ces difficultés, dans notre petit pays, qu'on recommence à cuire dans des maisons où l'on ne cuisait plus depuis quelques années ; *mais c'est la bonne farine que nous ne pouvons plus avoir.*

Extrait de la déclaration de M. B., à Coulommes.

« Le pain de boulanger est mauvais et ne nourrit pas assez ; il est le plus souvent mal fait ; il a des trous dedans où l'on mettrait le doigt.

« Pourquoi a-t-on abandonné l'usage de faire le pain de ménage dans les campagnes ?...

« La première raison est la disparition successive dans nos pays des moulins qu'on appelait : Moulins à petite mouture.

« Autrefois, le pays était couvert de ces petits moulins, où chacun pouvait, les ayant à sa portée, y conduire son grain à moudre. On y attendait son tour qui ne tardait pas longtemps, et l'on emportait sa farine, son remoulage et le son. On obtenait ainsi la farine de son grain, une bonne farine avec laquelle on pouvait faire le pain de ménage.

« Aujourd'hui, tous ces petits moulins n'existent plus.... Les meuniers sont de grands trafiquants de grains et de farines.

« Il faudrait, pour qu'il fut possible de revenir à l'usage du pain de ménage, rétablir au village, le moulin à petite mouture, spécialement affecté à moudre le grain destiné, dans chaque ménage, à la fabrication du pain. Chacun irait en son temps y faire moudre son grain, et en tirerait une excellente farine, celle avec laquelle on peut faire du bon pain bis. »

—

Au point de vue pratique, les travaux de M. Burger furent sans résultats, comme les nôtres. Meuniers et boulangers opposèrent une force d'inertie contre laquelle tous nos efforts vinrent échouer.

Cependant l'idée faisait son chemin, quelques médecins ordonnaient le pain de seigle ou de son contre la constipation. Des boulangers se sont fait une spécialité de cette fabrication ; malheureusement, ne pouvant se procurer des farines faites avec tout le grain, ils se contentent d'ajouter un peu de son fin à leur farine ordinaire. Les produits ainsi préparés n'ont, avec le véritable pain de tout grain, qu'une ressemblance fort éloignée, tant au point de vue du goût, qu'au point de vue de l'hygiène. De plus, ils sont d'une composition très irrégulière, chaque boulanger ajoutant à sa farine des quantités différentes de son.

Depuis longtemps une réaction puissante s'est opérée en Amérique contre le pain blanc, en faveur du pain naturel. Le docteur Graham avait compris le danger que l'usage du pain blanc, vrai pain d'amidon, faisait courir à ses concitoyens.

Dernièrement le docteur Goyard publiait sur le pain naturel, un article du plus grand intérêt. Il déclare que le pain blanc n'est pas nourrissant : « C'est, dit-il, l'évidence même. Aucune objection sérieuse ne peut être faite. Mais si le pain bis est plus nourrissant que le pain blanc, pourquoi mange-t-on tant de celui-ci et si peu de celui-là ?

Il y a bien des raisons : d'abord une sorte de suggestion qui vient des boulangers. Ceux-ci poussent au mauvais pain, comme les pharmaciens aux mauvaises drogues. Certainement ce sont d'honnêtes gens, mais hélas !.... il faut faire son métier, ou ne pas s'en mêler.

Avec la suggestion s'est établie la mode, l'habitude acquise : chez le pauvre il y a le désir d'imiter le riche ; chez le riche, il y a utilité d'une pâte adoucissante pour atténuer les piments culinaires ; chez tous beaucoup d'ignorance et encore davantage d'insouciance et de laisser faire.

Le docteur Goyard dit plus loin : « Pourquoi le pain naturel d'aujourd'hui, dit pain Graham, ce pain qui contient la totalité du grain de blé, et qui réunit les qualités que n'ont pas les autres pains, tout en évitant leurs défauts ; pourquoi le pain de Graham, lui-même, n'est-il pas utilisé par la nutrition dans toutes ses parties ?

« Pourquoi le pain de Graham pique-t-il la gorge des gens délicats, ou de certains malades ?

« Pourquoi le son qu'il contient traverse-t-il trop rapidement le tube digestif chez certaines personnes ?

« Pourquoi le pain de Graham est-il souvent compact, trop résistant à la mastication et difficile à bien boulanger, ce qui fait que malheureusement on l'atténue ?

« C'est simplement parce que le son n'est pas moulu assez fin. »

Nous partageons entièrement la manière de voir de M. le Docteur Goyard, le son doit être moulu assez fin.

Nous devons, à ce sujet, réfuter une erreur regrettable, qui tend à se répandre parmi certains kneippistes.

Nous avons eu l'honneur d'être reçu à la table de M. le Curé Kneipp. Le pain vraiment exquis que nous y avons mangé, n'avait pas du tout l'aspect répugnant de certains pains Kneipp, dans lesquels on voit, non seulement de grosses paillettes de son, mais des brins de paille. C'est là une exagération qui est le résultat d'une fausse interprétation des paroles de Kneipp.

Quelques personnes croient que la grosseur exagérée du son est une condition essentielle pour que le pain Kneipp ait toute sa valeur. Ils estiment qu'il est indispensable que le son soit très grossier, pour qu'il puisse bien diviser le bol alimentaire. C'est exactement le contraire qui est la vérité. Un peu de réflexion le montre bien. Quand un terrain est trop fort, trop gras, le cultivateur l'amende avec du sable qui divise le terrain et le rend plus perméable. On le ferait bien rire si on lui disait que le résultat serait meilleur s'il remplaçait le sable par des cailloux.

On comprend facilement que le son très grossier, dont on voit de larges paillettes dans la farine, la divisera moins bien et moins uniformément, que si chaque paillette était divisée en quatre ou cinq parties. Le son, d'ailleurs, n'agit pas seulement comme agent mécanique. L'enveloppe du grain renferme une forte proportion de gluten et la plus grande partie des sels, des phosphates ; c'est encore dans le son que se trouve le ferment naturel, appelé céréaline par Mège-Mouriès. Ce ferment, espèce de diastase, est le principal agent de la transformation en sucre, des aliments féculents. C'est le digestif du pain ; mais il ne pourra agir qu'à la condition de ne pas rester emprisonné dans les fibres du son, ce qui arrive nécessairement quand ce dernier reste en grosses paillettes.

A l'apparition de la traduction française du premier ouvrage de Mgr Kneipp, nous comprîmes qu'un mouvement puissant allait se produire vers le retour à l'usage du bon pain bis, qui donnait à nos ancêtres une force et une richesse de sang que notre génération anémiée ne connait plus.

Mais nous étions persuadé que, si on ne parvenait pas à organiser la fabrication rationnelle des farines brutes, si on ne décidait pas au moins un meunier, à entreprendre ce genre de mouture, la réforme panaire prêchée avec tant d'autorité par Kneipp, viendrait encore échouer devant l'impossibilité de se procurer les farines nécessaires.

Un meunier faisant de la farine à façon avec l'ancienne meule en pierre, pouvait seul se charger de cela. Nous étions persuadé, nous le sommes toujours, qu'il suffirait pour produire l'élan nécessaire, qu'un seul meunier donnât l'exemple, la concurrence ferait le reste.

Notre meunier voulut bien essayer et installer dans son moulin les instruments nécessaires pour le nettoyage parfait des grains. Il n'y mit qu'une condition, c'est qu'il n'aurait à faire qu'à nous pour le paiement de son travail. C'était là une petite difficulté, que notre ardent désir d'effacer l'insuccès de nos premières tentatives, nous fit trouver bien légère.

Nos prévisions paraissent se réaliser ; nous recevons tous les jours, de tous les points de la France, des demandes de farine Kneipp. Dans plusieurs villes, des boulangers ont installé la fabrication du pain Kneipp ; d'autres, plus nombreux, sont en train de faire les essais qu'ils doivent nous soumettre.

M. Burger a bien voulu nous adresser ses félicitations, ses encouragements.

Nous avons bien rencontré sur notre route quelques petits obstacles ; le plus grand a été une tentative d'accaparement faite par un industriel avide, qui prétendait qu'il n'y avait pas d'autre vrai pain Kneipp, que celui qui était fabriqué avec ses farines. Tous ceux qui ont été à Wœrishofen, tous ceux qui ont approché M. le curé Kneipp, savent quelle confiance il faut accorder aux exploiteurs qui se servent de son nom pour empêcher, pour paralyser par les monopoles (qu'ils s'accordent) toutes les réformes utiles.

Il ne nous reste plus qu'à faire connaître, pour faciliter le travail de nos futurs concurrents, le mode de préparation de nos farines et du pain Kneipp.

MODE DE PRÉPARATION

DES FARINES ET DU PAIN KNEIPP

Nettoyage des grains

Il faut absolument faire subir aux grains un nettoyage parfait avant de les moudre. Il faut les débarrasser des poussières de toute origine ramassées dans les greniers, des moisissures, des productions fongueuses : ergot, carie, charbon, des larves de vers, des déjections, des charançons, des toiles d'araignées, etc. Tous ces résidus malsains adhérent aux grains qui n'ont subi qu'un nettoyage ordinaire. Qui pourrait prévoir les effets de l'introduction dans l'alimentation, de tous ces résidus immondes. On a proposé le lavage pour nettoyer les grains ; ce procédé a l'inconvénient d'augmenter leur humidité, par conséquent leur poids, d'une quantité frauduleuse ; il ne pourrait être applicable que dans les pays très chauds, où l'action du soleil suffit au séchage des grains. De plus, il nous paraît imparfait comme résultat : les impuretés étant très adhérentes au grain, l'eau ne peut arriver à les détacher complètement. Le cylindre métallique à râpes, sur lequel les grains sont projetés, permet d'obtenir un nettoyage parfait des grains sans enlever aucune partie du son. Ce cylindre doit tourner avec une très grande vitesse ; les grains projetés contre les râpes du cylindre subissent dans tous les sens une friction énergique, qui en détache toutes les impuretés. Cette opération qui, nous le répétons, n'enlève aucune partie du son, cause un déchet de 1 à 2 % avec les grains qui paraissent les plus propres. Cet appareil nous donne entière satisfaction et son emploi s'impose pour la préparation des farines brutes. Un trieur pour enlever les grains étrangers, un épierreur pour séparer les corps plus denses que les grains, complètent l'outillage indispensable pour la préparation des grains destinés à la fabrication du pain Kneipp.

Mouture des grains

Après avoir fait subir aux grains les triages nécessaires et les nettoyages dont nous venons de parler, nous procédons à leur mouture à l'aide de l'ancienne meule en pierre. On passe à travers un tamis peu serré le résultat de la première opération. Il reste sur le tamis les plus grosses paillettes de son, auxquelles on fait subir une deuxième et une troisième mouture, si cela est utile, sur une nouvelle meule en pierre nouvellement taillée, et dont les parties sont plus rapprochées ; on mélange ensuite exactement les deux produits.

Panification

Le pain Kneipp se fait de plusieurs façons, avec ou sans levain. Mgr Kneipp conseille particulièrement l'usage du pain sans levain et sans sel ; il recommande tout au moins qu'on y mette très peu de levain et peu ou point de sel. Malheureusement l'habitude de manger du pain fermenté est si ancienne, si enracinée, qu'il nous paraît difficile, sinon impossible, de la faire disparaître. Les kneippistes, cependant, feront bien d'insister auprès de leurs boulangers, pour que ceux-ci ne fassent guère lever la pâte et qu'ils n'y mettent que peu de sel.

Voici la formule et la manière de procéder, données par Kneipp pour la préparation du pain sans levain.

Il faut mélanger deux parties de farine brute de froment à une partie de farine brute de seigle. On travaille bien la pâte ne contenant ni levain, ni sel, et on laisse trois ou quatre heures dans un endroit chaud. On enfourne, on laisse le pain rassir pendant deux jours, puis on le fait tremper dans de l'eau chaude pendant deux ou trois minutes, c'est-à-dire jusqu'à ce que l'eau ait pénétré la croûte ; on laisse égoutter et on remet au four simplement pour sécher.

Cette formule, un peu différente de celle de *Ma Cure d'Eau*, a été donnée verbalement par Mgr Kneipp Dans *Ma Cure d'Eau*, il dit qu'on peut faire le pain le soir et l'enfourner le lendemain matin. En faisant ainsi la pâte a le temps de subir une petite fermentation naturelle qui a l'action d'un levain faible.

Voici une deuxième recette, que nous tenons du boulanger de Wœrishofen, qui fournit le pain Kneipp à la généralité des hôtels et des restaurants de ce pays. Cette formule donne un pain plus levé et plus agréable.

Levure de bière........	10 grammes
Farine	15 litres

Laissez lever 6 à 8 heures, suivant la température. Brossez les pains au sortir du four avec une brosse mouillée.

Dans les villages où on ne peut pas se procurer de la levure fraîche, il est préférable d'employer du levain de pâte récent — de deux jours au plus. — On donne alors au pain Kneipp la manutention ordinaire. Cependant il faut faire une pâte beaucoup plus ferme qu'avec le pain blanc: bien la travailler et faire durer la cuisson 1 heure environ si les pains pèsent de 500 gr. à 1 kilogr.

R.F

Table Générale

TABLE ALPHABÉTIQUE

E

F

G

H

I

J

L

M

N

O

Imp. P. Vignon, Amplepuis.

PRIX-COURANT

DU

Comptoir Général

DES

PRODUITS FRANÇAIS

DE LA

MÉTHODE KNEIPP

R.F.

J. FAVRICHON

PHARMACIEN-CHIMISTE

ST-SYMPHORIEN-DE-LAY

(Loire)

Octobre 1896

CE TARIF ANNULE LES PRÉCÉDENTS

PRIX-COURANT

DU

Comptoir Général

DES

PRODUITS FRANÇAIS

DE LA

MÉTHODE KNEIPP

J. FAVRICHON

PHARMACIEN-CHIMISTE

ST-SYMPHORIEN-DE-LAY

(Loire)

Octobre 1896

CE TARIF ANNULE LES PRÉCÉDENTS

Conditions de vente et d'expédition

Les flacons et les paquets étant préparés d'avance, il n'est pas expédié de quantités inférieures à celles qui sont indiquées dans ce Tarif.

Il n'est pas fait d'expéditions les Dimanches et jours fériés.

Nous faisons le franco de port et d'emballage, dans l'intérieur de la France seulement, pour toute commission de 20 fr. dont le poids brut n'atteint pas 9 kilogs. Pour les expéditions qui dépassent ce poids, nous ne faisons le franco de port et d'emballage qu'à partir de 50 fr.

Nous pouvons, quand les clients le désirent, expédier par la poste, les poudres, les plantes, les livres et les flacons d'huile dont le poids ne dépasse pas 15 gr. — huiles essentielles, huile excrétive. — Il faut, pour cela, joindre au prix de ces objets, le coût de l'affranchissement, soit 0.20 par paquet de 150 grammes de plantes ou de poudres, par boite entière de Fouille et de Poudre d'Os et par flacon d'Huile de 15 gr. et 0.10 pour les demi-boites de Fouille et de Poudre d'Os.

Nous n'expédions jamais par la poste, même un seul flacon de liquide (teinture. extrait ou huile), dont le poids dépasse 15 grammes. Le port de l'xtrait d'ortie ou de tout autre liquide est de 0.60 en gare, et 0.85 à domicile, qu'il y ait un ou plusieurs flacons, jusqu'au poids de 3 kilogs.

Afin d'éviter les frais de remboursement qui sont très onéreux et l'ouverture de comptes pour des sommes minimes, nous prions nos clients de joindre à leurs lettres, en un mandat-poste, le montant de leurs demandes, *plus les frais de port*.

Le port des farines pour pain Kneipp est toujours à la charge de l'acheteur.

Prix des Colis postaux pour l'intérieur de la France.

Colis postal de 3 kil.	en gare, 0.60,	à domicile,	0.85.
— 5 kil.	— 0.80,	—	1.05.

N.B. — A cause de l'emballage, le poids net des objets demandés ne doit pas dépasser 2 k. 250 pour un colis-postal de 3 k., et 4 k. 250 pour un colis de 5 k., On peut cependant, pour les produits alimentaires, expédier 2 k. 500 par colis de 3 k. et 4 k. 500 par colis de 5 k.

Bien indiquer la gare qui dessert la localité.

Nous prions instamment nos clients d'écrire leur nom et adresse d'une façon lisible, afin d'éviter toute cause d'erreur.

LIBRAIRIE DU KNEIPPISTE

Ma Cure d'eau, par Séb. Kneipp .... 3.50 franco, 4. »
Vivez ainsi, par Séb. Kneipp .... 3.50 — 4. »
Comment il faut vivre, par Kneipp .... 3.50 — 3.90
— — élégante reliure .... 4.25 — 4.65
Soins à donner aux enfants, par Séb. Kneipp.. 2. » — 2.45
— — relié 2.75 — 3.15
Mon testament, dédié aux malades et aux gens bien portants, par Kneipp .... 3.50 — 4. »
Les Succès du traitement Kneipp, par M. l'Abbé J. Gruber .... 1.50 — 1.80
Un mot sur le choléra .... — 0.35
Conférences populaires de M. l'Abbé Kneipp, sur les douches, maillots, bains et ablutions.... 1.20 — 1.30
Trente-deux conférences de M. l'Abbé Séb. Kneipp, sur les maladies et les plantes médicinales 2. » — 2.25
Manuel pratique et raisonné du système Kneipp, par M. l'Abbé Neuens .... 1.50 — 1.75
Médication interne de M. l'Abbé Kneipp, par M. l'Abbé Neuens .... 2 » — 2.25
Traitement naturel des maladies aiguës et chroniques, par M. l'Abbé Neuens .... 3.50 — 4. »
L'Hydrothérapie mise à la portée de tout le monde, par M. l'Abbé Lœvenbruck .... 1.25 — 1.35
La Santé pour tous, par A. Sandoz, ingénieur.... 1. » — 1.10
Les cures pittoresques de l'Abbé Kneipp par E. Gœtals .... 2. » — 2.30
Annuaire de l'hydrothérapie, par Bechtold..... 1. » — 1.10
Manière de pratiquer les applications d'eau à Wœrishofen, in-8° avec figures .... 0,30 — 0.40
Courtes instructions pour donner d'une manière exacte et précise, les applications d'eau, par L. Geromiller .... 1.50 — 1.6
Atlas des plantes recommandées, dans le traitement de M. l'Abbé Kneipp (texte français).
Première édition reliée .... 7.50 — 8. »
Deuxième édition reliée .... 14.50 — 15.20
Troisième édition reliée .... 1.65 — 1.85

Ouvrage	Prix		Franco
Guide pratique de toutes les applications d'eau, selon les dernières instructions de Mgr Kneipp, par Semper Kreuzer, broché 1.30 franco, 1.45, relié	2.		franco 2,25
Chez l'Abbé Kneipp (voyage d'un Franc-Comtois)	0,90	—	1 »
Almanach Kneipp 1892	0,70	—	0,80
— **1893, 1894, 1895, 1896**	0,60	—	0.75
Les Remèdes naturels de M. le curé Kneipp, par J. Favrichon	1,20	—	1.50
L'Hygiène alimentaire, dans l'état de santé et dans l'état de maladie et les prescriptions de M. l'Abbé Kneipp, par J. Favrichon	1.20	—	1,50
La Petite Correspondance du Kneippiste, la collection, 10 numéros	1. »	—	1.30
Manuel de cuisine de Wœrishofen	2.50	—	2,85
Guide du Français à Wœrishofen	0.50	—	0,60

PRODUITS PHARMACEUTIQUES

	par 150 gr.
Teintures (extraits) :	
d'absinthe	1.40
d'acore	1.50
d'angélique	1.50
d'anis	1.50
d'arnica	1.50
de boucage-saxifr.	1.50
de camomille	1.50
de centaurée	1.40
d'écorces de chêne	1.50
de chicorée	1.40
de consoude	1.50
d'eufraise	1.30
de fenouil	1.50
de genêt	1.50
de gentiane	1.40
de genièvre	1.40
de gratte-cul	1.50
de menthe	1.50
de ményanthe	1.50
de millepertuis	1.40
de myrtille	1.50
de primevère	1.50
de prêle	1.40
de radis	1.50
de romarin	1.40
de rue	1.40
de sauge	1.50
de souci	1.50
de tormentille	1.50
de valériane	1.30
Alcool camphré	1.10
Huile d'amande douce	1.50
— camphrée	1.10
— de millepertuis	1.10
— de noyer	1.10
— de rue	1.40
— excrétive, le flacon	1.»
— de sarriette, —	1. »
Absinthe (feuilles)	».60
Acore (racines)	».60
Angélique (racines)	».75
— (graines)	».80
Anis vert	».75
Ansérine (argentine)	».7[illegible]
Arnica (fleurs)	».75

	Par 150 gr.
Aspérule	».75
Bardane (feuilles)	».60
Bardane (racines)	».60
Boucage-sax. (rac.)	».60
Bouillon blanc (fl^s)	1.40
— (feuil.)	».60
Busserole	».60
Bourse à pasteur	».60
Camomille-matric	».90
Centaurée	».75
Chêne (écorces)	».30
— (feuilles)	».60
Chicorée (feuilles)	».60
— (racines)	».45
Citronelle (mélisse)	».60
Consoude (racines)	».60
Cumin (semences)	».60
Encens en grains	».90
Eufraise	».75
Fenouil (semences)	».75
Fenugrec (Fœnum græcum) (semences)	».40
Foin (Fleurs)	».30
le kil. 1 fr, port dû. Le paq. de 3 kil., 3 fr. franco	
Fougère mâle (rac.)	».60
Fraisiers (feuilles)	».75
Fraisiers (racines)	».60
Genièvre (baies)	».40
Genêts (branches)	».60
— (fleurs)	».75
Gentiane (racines)	».30
Gratte-cul (cynorrh.)	».75
Groseiller (feuilles)	».60
Gui coupé	».75
Haricots (cosses)	».60
Hièble (racines)	».90
Lierre terrestre	».70
Lin (graines triées) les 500 grammes 1 fr.	
Mauve noire (fleurs)	».90
Ményante coupée	».80
Menthe aquatique	».80
— poivrée	».80
Miel Blanc qual. ext. le pot de 250 gr. 1.10	
Millefeuille (fleurs)	».90
Millepertuis	».65
Moutarde blanche	».60
Myrtilles (fruits secs)	».75
Noyer (écorces)	».50
— (feuilles)	».60
Ortie (feuilles)	».50
— (racines)	».80
Ortie blanche (rac.)	».75
— (feuilles)	».75
Paille d'avoine coupée, le kil. 1 fr., port en sus, le paquet de 3 kil., 3 fr., franco.	».30
Pin (bourgeons)	».55
Plantain	».60
Prêle	».60
le kil. 2 fr. 25, port dû. les 3 kil. 5 fr. franco	
Primevère	1.40
Prunellier (fleurs)	1.40
Pulmonaire	».60
Renouée (trainasse)	».5[illegible]
Romarin	».60
Ronces (feuilles)	».60
Rue (feuilles)	».70
Sanicle (feuilles)	».60
Santal granulé pour infusions	».70
Sarriette (feuilles)	».60
Sauge mondée	».60
Serpolet	».50
Semen-Contra (semencae)	».60
Souci (calendula)	1.75
Sureau (baies)	».60
— (fleurs)	».75
— (feuilles)	».60
— (racines)	1.10
Tilleul (fleurs)	»,75
Tussilage (feuilles)	».60
— (fleurs)	».90

	par 150 gr.
Tormentille (rac.)......	».90
Valériane (racines)......	».60
Verveine des champs (racines)................	».90
Véronique (feuilles)....	».60
Violettes (feuilles)......	».90
Poudre d'absinthe.......	1.20
— d'aloës...........	».90
— d'alun	».40
— d'angélique......	1.10
— d'anis vert.......	1.10
— de bardane......	».80
— de charbon vég..	».70
— de chêne.........	».60
— de craie préc.....	».75
— de cumin........	1.10
— d'eufraise........	1.20
— de fenouil........	1.10
— de fenugrec......	».60
— — le kil.	2.50
— de genièvre......	».90
— de gentiane......	».90
— d'hièble..........	».90
— de millepertuis ..	».90

	par 150 gr.
Poudre de menthe	1.20
— de racines de tormentille.......	1.10
— de santal	1.20
— de sauge.........	».90
— de tussilage.....	».90
— de valériane.....	».90
	par 15 gr.
Huiles essentielles :	
d'anis......................	1.20
d'anis et de fenouil mélangés	1,20
d'aspic.....................	».80
de cumin	1.35
de fenouil	1.20
de genièvre................	1.20
de girofle..................	1.20
de lavande	1.20
de menthe extra..........	3.50
	par 250 gr.
Vin d'absinthe...........	1,25
— d'aspérule	1.25
— de mélisse	1,25
— de romarin	1.25

MÉDICAMENTS COMPOSÉS

TISANES

Recettes publiées par Mgr Kneipp dans *Mon Testament*, et dont le mode d'emploi et les doses sont indiqués dans le *Supplément aux Remèdes Naturels*, qui est envoyé gratuitement.

Tisane **A** contre les hémorrhagies en général, et en particulier contre celles que provoque la toux. la boite..... 1 fr.

— **B** contre l'inertie de l'estomac et contre les maladies du foie, la boite...... 1 fr.

— **C** diurétique. S'emploie contre l'hydropisie et nettoie l'estomac, la boite...... 1 fr.

— **D** diurétique et diaphorétique. la boite...... 1 fr.

Tisane E conseillée par Mgr Kneipp contre la pierre et la gravelle, la boite...... 1 fr.

— F stomachique. Recommandée aux personnes qui ont peu d'appétit et qui digèrent difficilement. la boite 1 fr.

— G béchique. Contre les engorgements des poumons et des voies respiratoires : rhumes, bronchites, catarrhes, la boite...... 1 fr.

— H c'est en même temps un hémostatique et un remède contre la leucorrhée. S'emploie aussi contre les affections des voies respiratoires la boite.... 1 fr.

— I diurétique, antiscorbutique, balsamique et stimulant : très utile dans le catarrhe pulmonaire chronique la b. 1 fr.

— J réchauffe l'estomac et chasse les gaz, la boite.... 1 fr.

— K recommandée aux personnes qui souffrent des reins et de la vessie. Bonne contre la gravelle, la boite.... 1 fr.

— L contre les maladies du cœur, des voies respiratoires, contre les pesanteurs de la tête, les étourdissements, les difficultés de la respiration 1 fr.

— M sudorifique. S'emploie contre les vieilles toux, les catarrhes, les engorgements de la poitrine, la boite 1 fr.

— N s'emploie contre la constipation, la boite...... 1 fr.

— O s'emploie contre les vertiges, les états de congestion, les battements de cœur, la mélancolie, la boite.... 1 fr.

— P s'emploie contre les coliques et les refroidissements violents, la boite...... 1 fr.

— Q s'emploie contre les hémorrhagies des poumons, de l'estomac, de l'utérus, la boite...... 1 fr.

— R bonne contre les états spasmodiques, contre les vertiges. Elle chasse les gaz et réchauffe, la boite.... 1 fr.

— S cette tisane est recommandée contre la migraine. Elle est bonne aussi pour les goutteux. la boite...... 1 fr.

— T dépuratif recommandé aux personnes sujettes aux éruptions, la boite...... 1 fr.

— U s'emploie contre les maladies de la gorge, des poumons et les engorgements des voies respiratoires, la boite..... 1 fr.

— Y s'emploie en gargarismes dans toutes les maladies de la gorge, la boite...... 1 fr.

Alcool de menthe...................... le flacon de 90 gr. 1.50
Argile préparée au vinaigre de vin pur........ le pot 1.25
Argile à la Tormentille .... — 1.25
Argile à l'Arnica.................................. — 1.25
Brou de noix au sucre... le flacon 2.25. 4 flacons, franco 8 fr.
Cachets de Poudre d'Os blanche, noire ou grise la boite 3. »

Cachets de Fouille-Régulateur 1re ou 2e recette, la boîte 3. »
Eau dentifrice .... le flacon 1.50
Elixir stomachique .... — 1.50
Emplâtre de Poix de Bourgogne .... la boîte 1.20
Eau Capillaire d'Ortie et de Bardane, contre la chute des cheveux, le litre, 5 fr.............................. le flacon 1. »
Extrait camphré de Seigle...................... le flacon 1.50
Fouille-Régulateur, 1re ou 2e recette (pour infusions), la boîte 2 fr............................... la demi boîte 1. »
Extrait concentré de Fouille-Régulateur, 1re ou 2e recette, le flacon .... 2. »
Extrait concentré d'aloès et d'absinthe...... le flacon 1.50
Gouttes de voyage, No 1. élixir d'arnica composé. le flacon 1.50
Gouttes de voyage, No 2, élixir de fenouil composé, le fl. 1.50
Huile Capillaire d'Ortie et de Bardane, le litre 5 fr., le fl. 1. »
Mellite de sureau, le flacon 2.25, port en sus, — 4 flac., franco 8. »
Onguent de miel et d'absinthe (*pâteux*). Cet onguent est employé avec grand succès par Mgr Kneipp pour épurer les yeux et fortifier la vue.................................. le pot 1.50
Onguent contre les maladies des yeux. (*Onguent de miel et d'absinthe liquide*). Il a les mêmes propriétés que l'onguent pâteux. Il s'emploie mélangé à de l'eau pour le lavage interne et externe des yeux malades .... le flacon 1.50
Onguent de Calendula .... le pot 1. »
Onguent d'arnica .... — 2. »
Poudre d'Os, blanche, noire ou grise......... la boîte 2.50
la demi-boîte.. 1.50
Poudre dentifrice végétale........................ la boîte 1.50
Sirop de Semen-contra composé .... le flac. 1. »
Thé des Kneippistes .... la boîte 1. »
Thé mélangé No 1, dépuratif .... — 1. »
— **No 2**, béchique, pectoral .... — 1. »
— **No 3**, diurétique........................ — 1. »
— **No 4**, contre les hémorrhagies...... — 1. »
— **No 5**, anti-goutteux .... — 1. »
— **No 6**, anti-nerveux .... — 1. »
— **No 7**, anti-bilieux .... — 1. »
— **No 8** carminatif (contre les gaz)..... — 1. »
— **No 9**, laxatif .... — 1. »
Vin de Myrtilles, au Frontignan muscat, port et emballage en sus.. la bouteille 3.75
la caisse de 2 bouteilles, franco.. 7.50

PRODUITS ALIMENTAIRES

Succédanés du café des Iles

	500 gr.	1 kil.
Malt pur torréfié (ancien Café de Malt) en grains	».60	1.20
Malt composé torréfié (ancien Café Mélangé) moulu..	».70	1.40
Froment pur torréfié (ancien café de Froment) moulu	».70	1.40
Seigle pur torréfié (ancien Café de Seigle) moulu.	».70	1.40
Glands purs torréfiés (ancien Café de Glands) moulus	».70	1.40
Glands composés torréfiés (ancien Café de Céréales et de Glands) moulus....................	».70	1.40

Produits divers
pour soupes, bouillies, entremets, etc.

Soupe fortifiante mélangée (froment, seigle et avoine)	».75	1.50
Soupe fortifiante au froment pur..................	».70	1.40
Soupe fortifiante au seigle pur	».70	1.40
Soupe de grains grillés froment et seigle............	».70	1.40
Soupe de grains grillés au froment pur.............	».70	1.40
Soupe de grains grillés au seigle pur..............	».70	1.40
Orge maltée triée (malt non torréfié)	».60	1.20
Gruau d'Avoine (entier)	».60	1.20
Gruau d'Avoine (séché et concassé).................	».70	1.40
Gruau d'Orge grillé	».70	1.40
Semoule d'Orge grillée...........................	».75	1.50
Semoule de Maïs grillée.........................	».70	1.40
Farine d'Orge grillée............................	».75	1.50
Farine de Maïs blanc grillée.......................	».60	1.20
Farine de Pois grillée............................	».75	1.50
Farine de Haricots grillée.........................	».75	1.50
Farine de Lentilles grillée........................	».75	1.50
Farine de Malt................................	».75	1.50
Farine d'Avoine	».75	1.50
Farine d'Orge (non grillée)	».75	1.50
Farine de Riz (non grillée).........................	».75	1.50
Fécule de pommes de terre	».50	1. »

Farines naturelles mélangées

Mélange N° 1, avoine, riz, orge	».75	1.50
— **N° 2**, maïs, avoine, fécule.....................	».75	1.50
— **N° 3**, avoine, lentille, fécule	».75	1.50
— **N° 4**, lentille, pois, haricot, malt..............	».75	1.50
— **N° 5**, lentille, pois, haricot	».75	1.50
Chocolat-Céréales en poudre........................	2. »	4. »

TOILE PERMÉABLE A JOUR

en pur fil de lin

TYPE DE TISSU DÉPOSÉ ET ENREGISTRÉ EN FRANCE, EN ALLEMAGNE, EN BELGIQUE.

Toile	**N° 1,**	largeur	0m83	1 fr. 50	le mètre
—	**N° 1,**	—	1m30	2 fr. 35	—
—	**N° 1,**	—	1m60	2 fr. 90	—
—	**N° 2,**	—	0m83 écru	1 fr. 40	—
—	**N° 3,**	—	0m83	1 fr. 75	—

GILETS DE SANTÉ

remplaçant le gilet de flanelle.

Taille	1	2	3
Largeur	55	60	65
Longueur	75	80	80
Prix, avec manches	5.25	5.55	5.75
— sans manches	4. »	4.30	4.50

Lin pour tricoter, 4 bouts, crémé, qualité extra, les 500 gr. 4 fr.
le kilog. ... 7 fr. 50

Lin noir ... les 500 gr. 5 fr., le kilog.		10 fr. »
Maillot inférieur ...	la pièce	6 fr. 25
Demi-Maillot ...	—	4 fr. 50
Châle ...	—	3 fr. 50
Manteau Espagnol, long. 1m80 ...	—	10 fr. »
— — long. 1m60 ...	—	9 fr. »

Chaussettes unies en lin. Jarretières coton,
Grandeurs en centimètres 24 26 28 30

Ecrues ...	la paire	1.70
Noires (indégorgeables) ...	»	1.90

SANDALES DÉCOUVERTES

N°	28	29	30	31	32	33	34	35	36
Prix	3.70	3.80	3.90	4. »	4.10	4.20	4.30	4.40	4.50

N°	37	38	39	40	41	42	43	44	45
Prix	4.60	4.70	4.80	4.90	5. »	5.10	5.20	5.30	5.40

FARINES pour PAIN KNEIPP

deux parties de farine brute de Froment
et une partie de farine brute de Seigle.

Le sac de	5 kilog., 3 fr. 60 franco.................	2.80	port en sus.
Le sac de	25 kilog....................................	9. »	—
Le sac de	50 kilog....................................	16. »	—
Le sac de	100 kilog....................................	28. »	—
Par	500 kilog. (5 sacs) les 100 kil............	27.50	—
Par	1000 kilog. (10 sacs) —	27. »	—
Par	2500 kilog. (25 sacs) —	26.50	—
Par	5000 kilog. (50 sacs) —	26. »	—

Les prix des farines pour pain Kneipp ne sont valables
que pendant ce trimestre.

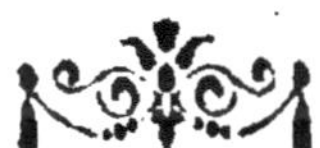

ADRESSES des PRINCIPAUX BOULANGERS

Qui fabriquent le Pain Kneipp avec les farines du Comptoir Général.

Paris, Verrier, 111, boulev. Haussmann, 8e arrondt
— François, 79, rue de Passy. 16e —
— Landry, 7, rue de Fleurus. 6e —
— J. Lepère, 81, avenue d'Orléans. 14e —
— Bouffet, 43, avenue de Saxe. 7e —
— Dupierris, 50, rue de Prony. 17e —
— Mordant, 28, avenue Trudaine. 9e —
— Malherbe, 53, rue de Sèvres. 6e —
— Guy, 4, rue de la Banque. 2e —
— Lebert & Cie, 89, rue Broca. 13e —
— Auclère, 26, rue des Barres. 4e —
— Roux Jeune, 62, boulevard Barbès. 18e —
Allevard-les-Bains, S. Martin, boulanger, rue Charamil, 12.
Amiens, Demonchy, 22, place Saint-Denis.
Amplepuis, Donjon.
Angers, Juliard, rue Plantagenet, 20.
Annecy, Dangon, rue Grenette.
Auteuil, Chavatte, rue La Fontaine, 74.
Autun, Thibaudin, 15, Rue Guérin et Rue Deguin, 6.
Avranches, Eon, rue Saint-Gervais, 14.
Bar-le-Duc, Beaudrier, 43, rue des Ducs-de-Bar.
Béziers, Combelle, 5, rue de l'Argenterie.
Bordeaux, E. Teulère, 35, rue de la Croix-de-Séguey.
Bourges, A. Fauchet, 110, rue Bourbonnoux.
Brie-Comte-Robert, Bourdier, 24, rue de l'Église.
Carcassonne, Molinier, rue du Château-d'eau, 4.
Cette, Massonnet, rue de l'Esplanade, 5.
Châlons-sur-Marne, Machet - Liégeois, 8, rue d'Orfeuil.
Châlon-sur-Saône, Chenille-Bourdier, 16, place de Beaune.
Chinon, Peyrouteau, rue Haute-St-Etienne, 89.
Cholet, Fillaudeau, 38, rue Nationale.
Clamart, Mottier, 2, rue de Bièvres.
Coutances, Langenais.
Dijon, Cocusse, 3, rue Bossuet.
Epinal, Coné Félix, 10, place du Palais de Justice.
Etampes, Berthier, rue du Perray.
Fontenay-le-Comte, Mady, Haute-Grande-Rue.

Granville, VVE BAPTISTE boulangerie
Grenoble, MARTIN, 2, rue du Lycée.
La Flèche, BOUDIN, rue Couchot.
Laon, SORET-DUCHÊNE.
Le Mans, LENOBLE, 91, rue Nationale.
Les-Sables-d'Olonne, APPERT-GALIPAUD, 87, rue des Halles.
Lyon, BÉNATRU, 21, rue Molière.
— CATELAND, 29, rue Bouteille.
— JALLABERT, 6, rue Saint-Etienne.
Lyon-Vaise, CLÉMENT, rue du Chapeau-Rouge, 15
Marseille, BLANC-TOUSSAINT, 137, rue Paradis.
Montpellier, DELEUZE, 20, rue du Puits des Esquilles.
Moulins, LAKY, 10, place de l'Hôtel-de-Ville.
Nancy, J. PAUL, 30, faubourg Stanislas.
Nantes, CHESNEAU, 4, place Viarmes.
— JANEAU, 5, rue Bon-Secours.
Nérac, NORBERT-COLIN, place du Marché au blé.
Orléans, MARGOTTIN-PRÉVOST 12, rue Porte-Saint-Vincent.
Pau, BERGERET, 4, rue des Cordeliers.
Poitiers, PROUST, 40, rue des Trois-Piliers.
Pontoise, J. PAVIOT.
Reims, RÉMOND, 15, rue de l'Arbalète.
Revigny, HANNION-LABARBE.
Rouen, H. BUCHGRABER, rue de la République, 88,
Saumur, A. GENDREAU, rue Portail-Louis, 40.
St-Brieuc, LETORT, 8, rue Houvenagle.
St-Chamond, RIVORY, 10, Pont-des-Planches.
Saint-Lô, E. GARDIE, 43, rue Tarteron.
Tarare, DUMILLY, 13 Rue Madeleine.
Toulouse, LACOURT 4, rue des Filatiers.
Tours, MOULINIER, 8, rue de Paris.
Val-Meudon, THOURY, 16, rue des Vignes.
Versailles, E. DELVAT, 20, rue d'Anjou.

DÉPOTS DU COMPTOIR GÉNÉRAL

Produits Alimentaires

Paris, Méthode Kneipp, 39, rue Lamartine.
— Béringer, 3, rue du Vieux-Colombier.
Abbeville, H. Vérien, épicerie Parisienne, 1, rue du Moulin du Roi.
Agen, Casabonne Frères, Rue Cornières, 25,
Aix, A. Maurel, épicerie, rue des Cordeliers, 80
Alais. Auguste Agniel, grande épicerie modèle, rue Saint-Vincent, 33.
Albi, Charles Farenc, grande épicerie.
Alençon, Gaignard, épicerie, Grande Rue, 1.
Amélie-les-Bains, Villa Fils, épicerie parisienne.
Amiens, P. Carraud, épicerie, 127, rue des 3 Cailloux
Amplepuis, Bourbon-Raffin, épicerie, Place Centrale
Ancenis, E. Ménard, épicerie, Rue de la Juiverie, 1,
Angers, L. Chollet, grande épicerie de Paris, 28, rue Lenepveu.
Angoulême, Léon Goursat, épicerie, rue Marengo, 46
Annecy, Mlles Dalloz, Rue Filaterie, 1,
Apt, Mme Vve Thémard, épicerie, Rue de l'Hôtel-de-Ville.
Argelès-Gazost, Veuve Dumas, épicerie parisienne.
Arcachon, A. Bellangé, épicerie, Boulevard de la Plage, 216 et Avenue du Casino, 30.
Argentan, Diderich, grande épicerie Moderne du Pont St-Jacques, Rue de l'Orne.
Argenton, L. Bodin, épicerie centrale,
Arles, Mme Vve Pollion-Gilles, épicerie, rue des Suisses, 21.
Arras, Prinzivalli, épicerie, 20, rue Saint-Aubert.
Aubagne, François, épicerie Parisienne, cours Barthélemy.
Aubenas, V.-C. Artige, épicerie.
Aubin, J. Doire, épicerie, place Monteil.
Auch, Amédée Dilhan, épicerie, Rue Gambetta.
Auray, Mlles Simon, épicerie, Place de la Mairie, 6.
Aurillac, S. Goyet, grande épicerie de Paris. rue des Frères.
Autun, Chauvenet-Valentin, épicerie Parisienne, Avenue de la Gare.
Auxerre, A. Coinet, épicerie, Rue de l'Horloge 18, et Rue de Paris, 20
Avallon, Albert Mittenne, épicerie.
Avesnes, Sioc-Preux, épicerie, 17, grande Place.
Avignon, Sausse, épicerie, 23 rue Vieux-Septier.

Avranches, Gilbert Adrien, épicerie,
Bar-le-Duc, Ch. Kesler, épicerie, place Reggio.
Bagnères-de-Bigorre, Veuve Ducasse & Fils, épicerie Bagnéraise Rue aux Halles.
Bagnères-de-Luchon, L. Laffongue, épicerie, Rue Legrand, 2, en face l'Allée d'Etigny.
Bayonne, Vignau, pharmacien, 53, rue d'Espagne.
Bayonne, A. Latsague, épicerie, Rue des Halles, 5,
Biarritz, — — Place du Marché.
Beauvais, Sarret & Bitsch, épicerie, Rue de la Manufacture.
Bédarrieux, Rapp Frères, épicerie modèle, grande rue.
Belfort, Ch. Blondé, épicerie, rue Porte de France.
— S. Seydel, Faubourg des Vosges, 118.
Bellac, A. Terrade, épicerie parisienne.
Bergerac, Paul Arrand et Cie, épicerie Parisienne, rue Neuve d'Argenson, 52.
Besançon, Gardet Frères, grande épicerie de l'Abondance, place Labourey, 16.
Bessèges, Gustave Barthélemy, épicerie, rue de la République, 61
Béthune, Samarez-Boulinguez, épicerie.
Béziers, Armand Jacques, grande épicerie moderne, rue de la Citadelle, 28.
Le Blanc, E. Bissery, épicerie, Place du Marché,
Boën, Brulas, épicerie parisienne, Place du Marché.
Bonnétable, Eug. Brunet, épicerie, Grande Rue, 17.
Bonneval, Mme Veuve Fillebon-Neveu, épicerie, Rue de Chartres.
Bordeaux, Teulère, 33, rue de la Croix-de-Séguey.
— J. Chasseriaux, pharmacien, Chemin de Pessac, 5.
Bourges, Abel Fauchet, 110, rue Bourbonnoux.
Branne, Abel Souppe, épicerie parisienne.
Brest, Chabal et Carrive, épicerie,
Bressuire, Bocquiault frères, épicerie, 51, Rue Gambetta.
Briançon, Irénée Allier, épicerie, grande rue, 5.
Brioude, Francolon Fils aîné, épicerie parisienne, place Grégoire-de-Tours, 8.
Brive, Boudy & Cie, épicerie Centrale,
Caen, Louis Pitte, épicerie Centrale, Rue St-Jean, 211
Cahors, Capelle Jeune, épicerie, Boulevard Gambetta, 91.
Cambrai, A. Chassaigne, épicerie Parisienne, Place d'Armes, 17.
Carcassonne, A. Lotz, grande épicerie parisienne.
Carmaux, Vigouroux, épicerie, route Nationale.
Carpentras, Vve Boulesix, épicerie centrale, rue de la Sous-Préfecture et place Trieadou.
Castelnaudary, Antonin Metge, épicerie, place aux Herbes, 2.
Castelsarrazin, Veuve J. Lafon, épicerie Rue de la Révolution.

Castres, Mme veuve Troutet, épicerie centrale,
Caussade, Pradès & Bonhoure, épicerie-droguerie, Avenue de Cahors.
Céret, Honoré Albry, épicerie.
Cette, Bessencourt & Plessis, épicerie parisienne, rue des Hôtes, 10.
Le Cateau, Carré-Botiaux, épicerie, Grande Place, 4.
Châlons-sur-Marne, Mielle Jeune & Cie, épicerie, Rue de l'Hôtel-de-Ville, 1.
La Charité, P. Simonet, épicerie moderne, Grande Rue, 1-2, et Rue de l'Hôtellerie, 1.
Charleville, L. Becker, épicerie Parisienne, 24, rue Thiers,
Charmes, Rouyer Abram, épicerie, rue des Capucins, 28.
Châteaubriant, A. Panchèvre, grande épicerie centrale.
Château-Gontier, A. Douine, épicerie, Rue des Juifs
Chateauneuf-s.-Charente, E. Dumont Fils, épicerie
Châteauroux, E. Catraud, grande épicerie de choix
Château-Thierry, X. Goon, épicerie, Rue du Pont, 23
Châtellerault, Gallois-Bellot, négociant.
Châtillon-sur-Seine, Hubelet-François, épicerie.
Chaumont, Mathieu-Jobard, épicerie Centrale.
Chauny, A. Michon, épicerie Générale.
Chateaudun, H. Sarradin, épicerie, Rue de Chartres, 18.
Château-du-Loir, Bardet, épicerie centrale, Rue Nationale, 45,
Cherbourg, L. Bourgogne, épicerie Parisienne, Rue de la Fontaine, 11.
Chinon, E. Bernardeau, épicerie, 14, place de l'Hôtel de Ville.
Cholet, Bossard-Grenouilleau, droguiste, 19, rue du Commerce.
La Ciotat. Vve Tricon, épicerie des Gourmets, rue du Dintre, 17.
Clermont-Ferrand, Maison Charton, épicerie nouvelle, rue St-Esprit, 25.
Clermont-l'Hérault, Catalan Fils, épicerie parisienne.
Cognac, L. Troussereau, épicerie, Place de l'ancien Marché, 1.
Commercy, Madame Pécheur, épicerie.
Compiègne, E. Vial, épicerie, Place du Change, 36.
Condom, Veuve Cantoloup, épicerie Parisienne, Place St-Pierre.
Cosne, Hérault & Cie, négociants.
Le Côteau, Rey-Corget, épicerie-droguerie, Grande rue.
Craon, A. Panchèvre, épicerie,
Crest, Henri Poulet, épicerie Crestoise.
Dax, Georges Guizaud, Grande épicerie parisienne, rue St-Vincent.
Decazeville, Mlles Devals, épicerie.
Die, Paul Verdurand, négociant,
Dieppe, G. Leroux, épicerie, Grande Rue et Place Nationale, 22-24.
Digne, Thomé Ferrand, épicerie Marseillaise, boulevard Gassendi.
Dijon, Marilier, 14, rue des Novices.

Dinan, Mme Wᵉ Vogel, épicerie, Rue Cocherel, 7.
Dinard, Mme Frémont-Hilly, grande épicerie coloniale.
Dôle, Dumont-Marmet, épicerie, Rue Besançon, 4.
Domfront, Vaidie-Roussel, épicerie, Place de la Liberté
Douai, L. Brégé, grande épicerie Centrale.
Draguignan, Bertrand Fils, épicerie, place du Marché.
Elbeuf, Cribelier, épicerie, Rue Royale, 4.
Epernay, Mlle Chatelot, confiserie, place du Marché au blé, 4.
Epinal, S. Bruchon, épicerie, rue Léopold-Bourg.
Eu, A. Houlé, épicerie, Grande Rue, 16.
Evreux, E. Leroy, épicerie Parisienne, Rue Grande, 22
Eymoutiers, J. Sart, épicerie, Rue de l'Hôtel-de-Ville.
La Ferté-Bernard, A. Guérin, épicerie parisienne, Place St-Barthélemy, 16.
Feurs, Guichard-Martin, épicerie,
Figeac, A. Barrère, épicerie, Avenue Gambetta.
La Flèche, A Papin, épicerie Centrale, Grande Rue, 16.
Flers, A. Lepont, épicerie Parisienne, grande Rue, 26.
Foix, Mme Marie Blandinières, Maison Dagnlac, Rue des Chapeliers, 27.
Fontenay-le-Comte, Duez, Place du Commerce.
Fougères, Eslet, grande épicerie Parisienne, boulevard de Rennes
Fourmies, G. Wateau, épicerie Parisienne.
Gaillac, L. Fabre Fils, épicerie centrale, rue Portal, 23.
Gannat, Claudius Faure, épicerie, grande Rue.
Gap, Ferréol Jean, épicerie, rue Carnot, 47.
Gien, J. Bardin Fils, épicerie Centrale, Rue Gambetta, 36,
Grasse, E. Masse, épicerie centrale.
Gray, Roland Joseph, épicerie, Place du Marché, 9
Grenoble, Victor Petit, épicerie, 10, rue du Lycée.
Guérande, Guénézan, épicerie, rue St-Michel,
La Guerche-de-Bretagne, A. Panchèvre, épicerie,
Guingamp, A. Houpeaux, épicerie centrale parisienne, Rue des Ponts St-Michel, 29.
Le Hâvre, R. Renin, épicerie Centrale, Place de l'Hôtel-de-Ville, 17.
Hirson, E. Duvivier, épicerie Centrale.
Hyères, Marcel Déclir, grande épicerie de la Rotonde, avenue Gambetta, 20.
Issoire, C. Dion, épicerie parisienne.
Janzé, épicerie centrale
Joigny, Brunel, Epicerie, Confiserie, Grande Rue, 56
Jonzac, Veuve J.-J. Couillaud, épicerie.
Laigle, E. Laudier, épicerie Parisienne, Rue de Bécanne, 18.
Lamballe, Mlle E. Bichemin, épicerie, Rue Bario,
Langon, L. Vigouroux, épicerie.

Langres, Petitot, épicerie Parisienne, 27, rue Diderot.
Laon, A. Delatroche, épicerie, Place du Marché aux Herbes.
Laval, E. Lebouc, épicerie Nouvelle, Rue Joinville, 32
Lavaur, L. Pinel, épicerie Vauréenne, rue de l'École.
Lézignan, J. Blacher, épicerie française, route Nationale, 112.
Libourne, Abel Soupré, épicerie Parisienne.
Lille, Georges Batteur, pharmacien, 45, rue Royale.
Limoges, Moreau-Dupuis, épicerie, rue du Consulat, 8.
Limoux, Louis Gibert, à la ménagère, rue du Pont-Neuf, 5.
Lodève, G. Boniface, épicerie centrale, rue Neuve des Marchés.
Lons-le-Saunier, Roussin, épicerie, Rue du Commerce, 28.
Lorient, Au Mont St-Michel, Mlle Guennec, épicerie, Rue du Port, 90,
Loudéac, Malivel, épicerie,
Lourdes, Gibet, Place du Champ Commun.
Loudun, Doussin, épicerie Parisienne, rue Porte Chinon.
Le Luc, Émile Meunier, épicerie.
Luçon, Cyprien Bodin, Rue Ste-Marguerite.
Lunel, Marius Bousquet, épicerie centrale.
Lunéville, Mme Veuve Vitrey, épicerie, Rue Banaudon, 25.
Lyon, J. Régeat, grande épicerie de la Guillotière, 7, cours Gambetta
— Aimé Suty, épicerie Mathias, 8, rue de la République.
Mâcon, Labruyère Aîné, épicerie, 43, rue Philibert-Laguiche,
Mamers, A. Gallet, épicerie centrale, Place Carnot,
Le Mans, A. Papillon, épicerie, Place Thiers, 7.
Mantes, E. Berthenville, épicerie, Rue Porte aux Saints, 7.
Marmande, L. Mignot, épicerie parisienne. Grande Rue de Lestang et Rue des 3 soupirs.
Marseille, Bréchard, négociant, rue Paradis, 36, Angle rue Sainte.
Mauriac, S. Goyer, grande épicerie de Paris.
Mayenne, J. Champdavoine, épicerie, place du Marché.
Mazamet, Alph. Laïssac, épicerie, rue de la Ville.
Melle, G. Lafroste, épicerie Niortaise, place Robert
Mende, Mazel, épicerie.
Mers-les-Bains, A. Houlé, épicerie,
Millau, Gasc et Salles, grande épicerie centrale, rue Droite, 17.
Mirecourt, F. Georges, épicerie, Rue Chanzy, Place Thiers.
Moissac, L. Vidal Neveu, épicerie.
Montargis, J. Clément, épicerie, Rue Dorée, 86
Montauban, J. L'Hérisson, épicerie parisienne, Grande Rue St-Louis, 27.
Montbéliard, H. Gendre, épicerie St-Martin, Rue Cuvier, 24.
Montbrison, Veluire-Demarf, épicerie Parisienne, Rue Tupinerie, 17
Mont-de-Marsan, J. Séris, épicerie.
Montluçon, Barbat-Barsse, épicerie, 8, rue Porte-Saint-Pierre.

Montpellier, Ressencourt et Plessix, épicerie parisienne, rue de l'Argenterie, 11.
Morlaix, Louis Le Porh, épicerie parisienne, 1 Rue des Lavoirs et Rue Carnot, 2.
Mortagne, A. Dutertre, épicerie centrale, Rue Notre-Dame.
Mortain, Lefranc, épicerie, Grande Rue et Rue du Bassin.
Moulins, A. Madoré et B. Dumons, épicerie Parisienne, Place d'Allier, 49.
Murat, Peschaud-Mas, épicerie.
Nancy, Ch. René, épicerie, Rue St-Georges, 26.
Nantes, Michot-Poyet, 5, rue du Calvaire.
Narbonne, Mme Vve J. Genevay, épicerie moderne, rue Droite, 23.
Nérac, Louis Loré, Magasin Universel.
Nevers, E. Roux, droguiste, Rue de Nièvre, 59.
Nice, Belutti épicerie, 37, avenue de la gare.
Nîmes, Th. Fajon, grande épicerie méridionale, boulevard Amiral Courbet, 3.
Niort, X. Spraul, épicerie centrale, place des Halles, 3.
Orange, Henri Lert, épicerie nouvelle, rue de Stassart.
Orléans, Cribier, pharmacien, 16, place du Martroi.
Oloron, J. Laborde-Porte, épicerie centrale.
Orthez, Veuve P. Lajus, épicerie, rue du Commerce, 27
La Palisse, Guérin Fils, épicerie.
Parthenay, G. Cardinal, épicerie centrale, place de la Mairie, 3.
Pau, J.-B. Saubade, épicerie, Rue Serviez, 19.
Perpignan, J. Clerc, épicerie des Deux-Mondes, rue Voltaire, 19.
Peyrehorade, Georges Grizaud, épicerie.
Ploërmel, Louis Le Tixier, épicerie parisienne, place Lamennais.
Poitiers, Carraud Jeune, épicerie, Place du Lycée.
Poligny, Maillard, épicerie.
Pontivy, J. Le-Bris, grande épicerie centrale, Rue de Neuillac 39.
Prades, Louis Roux, épicerie, rue des Marchands, 20.
Privas, J. Richard, épicerie centrale, place de l'Hôtel-de-Ville.
Le Quesnoy, E. Lasne, épicerie Centrale, Place d'Armes; 12.
Quimperlé, Maison Le-Roux, près l'église Ste-Croix.
Redon, Mme A. Legris, épicerie parisienne.
Reims, Jacquier, épicerie, 7, rue Cérès.
Remiremont, G. Jourdan, épicerie, Grande Rue.
Rennes, J. Baudais épicerie, Rue de l'Horloge, 9.
Riom, Brun-Nardon, épicerie parisienne, Rue du Commerce. 6.
Roanne, Mouturat, épicerie Lyonnaise, rue Nationale.
La Rochelle, A. Dufour, épicerie, Rue du Temple, 43
La Roche-sur-Yon, Mme Veuve Simon, épicerie, Rue Sadi Carnot.
Rochefort, H. Faucon, épicerie de l'Arsenal, rue de l'Arsenal, 23.
Rodez. J. Savfret, grande épicerie parisienne. place du Bourg. 14.

Romorantin, E. Baglan, épicerie, Grande rue de la Vareane, 43-45

Roubaix, Ch. Bernard-Sprier, épicerie, 9, rue de Lannoy.

Rouen, Blondel Clément, épicerie, 9, rue Saint-Gervais.

— J. Lemasson, épicerie, Quai de Paris, 31.

Royan, Michel Auroire, grande épicerie, 120, rue Gambetta et place Notre-Dame.

Ruffec, G. Sallé, épicerie parisienne, place d'Armes

Sablé, A Bigot, épicerie de choix, Rue de l'Ile et Quai National,

Saumur, Imbert Fils, épicerie parisienne, 33, Rue d'Orléans.

Sedan, Louis-Niclot, épicerie, Rue Gambetta, 26.

Semur, E. Gallois, épicerie.

Soissons, Bertinchamp-Conseil, épicerie, Rue St-Christophe, 1

Solesmes, Colpart Frères, épicerie, Rue de Valenciennes, 26.

Stenay, E. Henry, épicerie.

St-Affrique. Félicien Palauzi, épicerie St-Affricaine, avenue de la Gare.

Saint-Amand, Petit-Paris, épicerie Centrale, place du Marché.

St-Brieuc, François Le-Douarec, épicerie, Rue St-Gilles, 12.

St-Dié, Petitjean-Poirson, épicerie.

St-Emilion, Abel Soupre, épicerie parisienne.

Saint-Etienne, Louis Héritier, Rue St-Jacques, 27.

St-Flour, S. Goyet, grande épicerie de Paris.

St-Gaudens, J. Sentenac-Compans, épicerie.

St-Girons, François Ferré, épicerie centrale, rue du Pladelon.

St-Hilaire-du-Harcouet, Lecoq, épicerie parisienne, Place Nationale.

St-Jean-d'Angély, C. Allemand, aux 4 saisons, rue des Jacobins, 6.

St-Lô C. Harant, épicerie Moderne, Rue Torteron, 3.

St-Malo, Vincent-Jamet, épicerie, Rue Porcon-de-la-Barbinais, 5.

Ste-Menehould, Gougelet-Ducor, épicerie.

Saint-Mihiel, Mlles Guenot-Saunois, épicerie.

St-Nazaire, Lauriaux, grande épicerie des Halles, 37, Rues des Caboteurs et du Prieuré, 23,

Saint-Omer, E. Boscher, épicerie Centrale, 71-73, rue de Dunkerque.

Saint-Quentin, A. Jacquier, épicerie Centrale, Rue du Palais de Justice, 3.

St-Raphaël. Société Coopérative du Var.

St-Servan, Monnet, aux Provençaux, Rue Ville-Pepin, 33

St-Symphorien-sur-Coise, Lacroix, épicerie.

St-Vallier, Champlovier, épicerie.

St-Vincent-de Tyrosse, Georges Grizaud, épicerie.

Tarare, Chazelle, epicerie, 29, rue Pêcherie

Tarbes, E. Esquive, droguerie-épicerie, Rue Abbé Torné, 14.

Thiers, E. FAYET-LACHAL, épicerie, Rues Couchette et du Lac.
Thizy, Eugène DEPAIX, épicerie.
Thouars, Veuve PAINOT-GEORGET, épicerie, 44, Grande-Rue.
Tonnay-Charente, C. VIGNON, épicerie Moderne, Rue Nationale.
Tonneins, POMPIDOU & Cie, épicerie parisienne, rue du Commerce.
Toul, Aug. BARTHÉLEMY, épicerie, Rue Gambetta, 9.
Toulon, P. LAURE, épicerie générale, rue des Marchands, 16-18.
Toulouse, A. YBRAC, épicerie, 39, rue du Taur.
Tours, MOULINIER, 8, rue de Paris.
Trouville-sur-Mer, E. LAMARRE, épicerie Coloniale, Rue des Bains, 86.
Ussel, P. PENTOUREAU, épicerie parisienne.
Tulle, LAPORTE Jeune, Grande épicerie centrale, rue Nationale, 25.
Valence, F. GENEVET, épicerie centrale, Gr' rue, 35.
Valenciennes, A. JACOB, épicerie Parisienne, place d'Armes, 34-36.
Vannes, LEFRANC-ROZO épicerie, Place St-Pierre, 1.
Verdun, LEMERCIER-DUBOEF, épicerie Parisienne, Rue Beaurepaire, 9.
Vesoul, Camille VIVIER, épicerie, 9, rue Leblond.
Vichy, J. DOUTRE, épicerie Bourbonnaise, Rue du Marché, 23.
Vienne, H. DEVILLE, épicerie parisienne, place de Miremont, 1.
Vierzon, Th. CARRAUD, grande épicerie moderne, Rue du Marché, 2
Le Vigan, BASCOU, grande épicerie parisienne, place du Marché.
Villefranche-de-Rouergue, Henri VIALARS, épicerie, rue du Mazel.
Vire, G. LEGRANDOIS, épicerie, Rue Saulnerie, 9.
Gand (Belgique), A. COEMANS, 5, Plaine St-Pierre.

Produits Pharmaceutiques

Paris, Pharmacie Centrale St-Sulpice, BÉRINGER, Rue du Vieux Colombier, 3.
Bayonne, VIGNAU, pharmacien, 53, rue d'Espagne.
Bordeaux, J. CHASSERIAUX, pharmacien, Chemin de Pessac, 5.
Lille, Georges BATTEUR, pharmacien, 45, rue Royale.
Limoges, Ch. DUFRAISSE, pharmacien, 11, Place St-Pierre.
Lyon, Pharmacie Saint-Pothin, 19, rue Bugeaud.
Nantes, F. BRANCHER pharmacien, 4, place Royale.

Orléans, CRIBIER, pharmacien, 16, place du Martroi.
Toulouse, H. DÉLIEUX, pharmacien, rue de Rémusat, 9.
— P. VILLENEUVE, pharmacien, 3, place du Capitole.

Toile

—

Paris, MÉTHODE KNEIPP, 39, rue Lamartine.
Lyon, JOB et GOYET, chemisiers, 2, rue de la République.
Rouen, DUVAL, 7, rue Saint-Gervais.
Saumur, L. SAINTON-GUILLON, Rue St-Jean.
Toulouse, RAMONATXO, 5, rue de Rémusat,
Tours, BIGOT-BILLARD, 2 bis, rue Sully.

REVUE GÉNÉRALE

DE LA

MÉTHODE KNEIPP

Seule traduction autorisée

du CENTRAL-BLATT de Wœrishofen

Organe officiel de

L'ASSOCIATION INTERNATIONALE DES MÉDECINS KNEIPPISTES

Avec la collaboration de Mgr KNEIPP

Paraissant le 1er de chaque mois

Directeur : J. FAVRICHON, pharmacien-chimiste,

Saint-SYMPHORIEN-DE-LAY (Loire)

ABONNEMENTS

France, un an.... 5 fr. | Union postale.. 6 fr.

L'HYGIÈNE ALIMENTAIRE

DANS L'ÉTAT DE SANTÉ ET DANS L'ÉTAT DE MALADIE

et les Prescriptions de Mgr KNEIPP

PAR

J. FAVRICHON

Pharmacien-Chimiste

Saint-Symphorien-de-Lay (Loire)

Avec une Préface
écrite spécialement pour recommander cet ouvrage
Par Mgr KNEIPP

Prix : 1 fr. 20 — franco, 1 fr. 30

— CHEZ L'AUTEUR —

La Petite Correspondance
DU KNEIPPISTE

Collection entière, 10 numéros
1 fr., franco, 1 fr. 30

Soixante-et-treize questions relatives à la pratique de la Méthode Kneipp et à l'Hygiène naturelle, ont été traitées dans les dix numéros de ce te publication, que la *Revue Générale* vient remplacer.

La collection de ce Journal est indispensable à tous les Kneippistes qui veulent éviter les accidents, trop souvent causés par le manque d'expérience ou par une mauvaise interprétation des ouvrages écrits sur la Méthode.

INSTITUT KNEIPP DE PARIS

Inauguré en 1895 par Mgr KNEIPP

38, Rue des Perchamps, AUTEUIL-PARIS

Consultation du Docteur ROUXEL

De 10 à 11 heures du matin et de 2 à 4 heures du soir.

TRAITEMENT AVEC OU SANS PENSION

APPLICATION STRICTE ET EXCLUSIVE DE LA MÉTHODE DE Mgr KNEIPP

Promenade dans l'Herbe et dans la Rivière
Eau de Source à 9°

DOUCHEURS DIPLOMÉS DE WŒRISHOFEN

A proximité
de l'Église d'Auteuil et du Couvent des Dominicaines

Pour toutes demandes de renseignements, s'adresser à M. l'Abbé Directeur.

ARTICLES SPÉCIAUX D'HYDROTHÉRAPIE

POUR L'APPLICATION DE LA

MÉTHODE KNEIPP

L. CHEVENIER

Constructeur breveté S. G. D. G.

St-SYMPHORIEN-DE-LAY (Loire)

Appareil à affusions Kneipp, Bain anglais ou Tub
Baignoires, Bains de siège.
Bassines pour lotions ou bains de pieds.
Arrosoirs spéciaux pour affusions. Chauffe-bains.
Tuyaux en caoutchouc
Jet en cuivre pour douche fulgurante, etc.

ENVOI GRATIS DU CATALOGUE ILLUSTRÉ

www.ingramcontent.com/pod-product-compliance
Ingram Content Group UK Ltd.
Pitfield, Milton Keynes, MK11 3LW, UK
UKHW021116220726
13924UKWH00004B/1752